增补修订版

日常临床
实用咬合技术

（日）岩田 健男 著　　汤学华 主 译　　周 楠 副主译

Occlusion
in Daily Practice

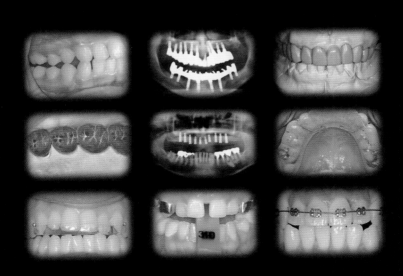

北方联合出版传媒（集团）股份有限公司
辽宁科学技术出版社
沈阳

第1版前言

1999年日本牙科体检结果令人震惊——近10年来一直关心的日本小学生龋失补（DMF）指数［一个人口腔内龋（D）、失（M）、补（F）牙（面）数之和］控制到3.0以下。其原因稍做介绍。

欧美各国、澳大利亚、新加坡等20世纪80年代后半期龋失补（DMF）指数降低到3.0，以此为契机牙科疾病与治疗内容慢慢地发生了变化。结果随着疾病种类和患者治疗需求的改变，治疗内容也必须进行变革，最终导致不同专科就诊率发生巨大变化。如果具体说明就是预防、正畸、牙周、固定修复（含种植修复）专科就诊率上升，以拔牙为主的口腔外科、充填、可摘义齿专科就诊率呈现显著下降的趋势。

通常认为DMF指数下降无非是证明日本人（患者）对预防的关心程度提高。另外，还暗示龋病和牙周病这两大感染性疾病正逐渐减少。这就是前面提到的牙科疾病变化。

然而，日本医学界另一个重大改变正在不断呈现——日本人口正不断向老龄化转变。这个事实给口腔学科带来的影响不容忽视。随着老龄人口的增加，对于慢性疾病的治疗需求呈现上升趋势。众所周知，医学界高血压、高血脂、糖尿病、肥胖症是慢性疾病的代表，被称为致命四重奏，正吸引着日本人对预防的高度重视。这4种疾病除慢性疾病外，还有一个共同特点——无论哪种疾病都属于非感染性。很容易想象今后在日本医学界应对非感染性慢性疾病将成为重大课题。成人病、老年病、生活习惯毛病这些词汇因经常可以听说而被日本人广泛认知。

那么，牙科医学界非感染性慢性疾病有哪些呢？龋病和牙周病是感染性慢性疾病，牙科治疗的大部分精力几乎都花在了这些疾病，并且以后仍将继续。另一方面，随着预防意识逐渐增强，牙科医学界两大感染性疾病正在减少。然而，作为牙科治疗新的需求，非感染性慢性疾病开始抬头。目前如果要列举这类疾病无外乎就是咬合病和审美病。咬合病（Occlusal Disease）这个词1970年已经被N.F.Guichet提及。审美病（Esthetic Disease）是我（1993）制造的词汇。无论哪一种都没有形成诊断与治疗的体系，所以随着患者对于治疗需求的增加，当务之急是学科建立。

总结要点如下：

1. 以1999年（DMF指数低于3.0的年份）为契机，患者需求开始发生变化，迫使牙科疾病治疗内容发生转变。

2. 随着老龄化社会的到来，非感染性慢性疾病患者逐渐增加。

3. 随着龋病和牙周病预防的深入，对咬合病和审美病治疗的需求明显增加。

4. 中老年人，多数牙缺损患者减少，少数牙缺损患者增多。

本书根据个人见解写了不久将来牙科医学的愿景。本拙作的主题是咬合，如果能给临床专业人员分享一点点知识，我的微薄之力也就能为未来牙科医学做出贡献。以此夙愿写此前言。

岩田 健男

2002年元旦于东京都国立市家中

第1版谢词

本书受精萃出版有限公司佐佐木一高总经理的启发，他提出："能不能为口腔临床专业人员简明扼要地介绍常用咬合技术？"固本书是以我的临床经验为基础总结而成。因此，感觉与现代循证牙科医学相距甚远。但是，到目前为止有关我学习的资料和文献，仅把理解与引用部分登载在书末。另外为了接受佐佐木一高总经理的建议"语言不要太多，最好运用图片解说"，注意在文章中提纲挈领。这样对于学长们来说也许看起来比较轻率，然而，考虑临床咬合精度的重要性，如果不能简单明了，也未必能够在患者治疗中有所反映，于是写了此书，恳请宽恕。

到现在为止，我在从事临床工作同时，还参与规划演讲和写作活动。然而，在这些活动过程中没有考虑过要指导口腔专业人员。我被邀请分享自以为正确的知识，在大家面前边说边写。并且被请求为了给口腔专业人员一点勇气，最好还是写成文章。

最后，衷心感谢给予本书执笔机会的佐佐木一高总经理。另外，还要对本书制作时给予各方面协调的精萃出版有限公司工作人员及东小金井牙科和新宿牙科健康协会工作人员表示感谢。特别对古张信太郎先生和田村英之先生在本书校对阶段给予的大力支持深表感谢。

牙科健康协会

法人　岩田　健男

增补修订版前言

精萃出版有限公司2002年出版本书第1版以来已经过了5年半。现在又要准备增补修订版出版，可是第1版的写作本来就是以日常临床应用为主导思想，而且仅仅才过去5年半时间，书中内容未必能够进行很大的改编，可以想象更新内容会有很多的困难。

然而，在反复通读第1版过程中发现有没写到的内容，到现在有些咬合问题还经常成为话题。因此，增补修订版与第1版相比虽然笔者的思想和梗概一点没有变化，但是在文章内容、图片更换和追加主题方面还是做了一些尝试。

首先，追加最多的项目是"咬合与美学的协调（参考第8章）"提及的部分。与之前相比，笔者把实现"使用寿命""组织保存"及"美学效果改善"三要素确定为牙科治疗的最终目标。那就是为了实现使用寿命和美学效果并重而调控功能、咬合力的咬合关系必须与美学效果相融合。实际上如果通过咬合力的调控来实现长期咬合稳定，其结果就会经常遇到美学效果欠佳的病例。因此，设置这章的动机是从咬合与美学两个要点来探索临床的折中点。

其次，追加较多的项目是从长期随访的角度报告后牙咬合面材料的预后，说明咬合稳定重要性与材料使用寿命的相关性（参考第11章）。减少实际临床返工率，获得患者信赖必不可少的理念在30年的临床工作中从未发生动摇。而且，伴随可以满足患者美学需求的美学修复材料陶瓷及复合树脂等在临床大量使用，修复体破折风险也大大提高，自然而然后牙咬合力控制和材料的相关性变得更加重要。

最后，把日常小修复体咬合作为课题，详细采纳"再现过补偿"的理念和实际（参考第6章）。在制作单冠和小单位固定桥时灵活运用咬合调整量最小且简单的高精度咬合的理念。

另外，还有其他各种各样的修改。这本增补修订版哪怕能给临床专业人员带来一点点帮助，我也将无比高兴。

岩田 健男
2008年3月于东京都国立市家中

译者序

　　咬合学并非是一门高深莫测的学问，而是口腔医学生及口腔医疗工作人员必备的重中之重，且是必不可少的基础科学与技术。不懂咬合学基础知识与实际临床技术，口腔临床治疗的结果就不可能与口腔功能相协调，更不可能实现口颌系统舒适、咀嚼效率优良、美学效果良好、无生理及形态异常的理想咬合。

　　岩田健男先生根据自己的临床经验，运用大量临床病例图文并茂、通俗易懂地介绍了口腔医疗工作人员日常临床常用且实用的咬合基础知识与基本技术。此书主要以咬合治疗的四项基本原则为基础，分别介绍了咬合诊断与检查、咬合与修复、咬合与美学、咬合与种植修复、咬合与颞颌关节、咬合风险控制与对策、咬合维护等方面的原理与方法。全书理论性内容较少，临床实用病例较多，口腔临床工作人员极易掌握，在日本多次再版，号称是日本口腔医务工作者的红宝书。我相信《日常临床实用咬合技术》在国内问世同样会引起广大口腔医学生及口腔临床工作者共鸣且受益匪浅。

　　本书在翻译过程中得到了南京久雅口腔医疗管理有限公司所有同事的大力支持与帮助，在此深表谢意！

　　因时间仓促，如有不足之处，敬请广大读者谅解！

汤学华

2020年元旦于南京

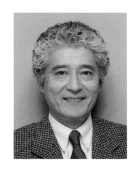

作者简介

岩田 健男

1950年　生于京都府

1976年　毕业于大阪齿科大学（DDS）

1980年　毕业于美国州立印第安纳大学齿学部研究生院修复科（MSD）

1984年　在东京都开业（医疗法人社会团体牙科健康协会理事长）

1999年　新潟大学齿学部齿学博士（DDSc）

至今　牙科健康协会理事长

所属学会

美国固定修复学会（AAFP）

美国口腔修复学会（AARD）

美国牙周病学会（AAP）

美国口腔修复医师学会（ACP）

国际口腔修复医师学会（ICP）

国际颌学协会（IAG）

日本口腔修复学会

日本颌咬合学会

日本口腔美学学会

主要著作

《前牙美学修复》精萃出版有限公司出版 1984年

《帕米耶尔（Pameijer）口腔修复学》（译本）岩田骨整合研究所 1992年

《美容牙科——临床基本技术》（上下卷）精萃出版有限公司出版 1994年

《奇切（Chiche）美容牙科学》（译本）精萃出版有限公司出版 1995年

《日常临床实用咬合技术》精萃出版有限公司出版 2002年

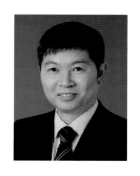

主译简介

汤学华

博士，主任医师

1996年6月　毕业于第四军医大学

1996年7月至2016年12月　工作于南京军区南京总医院口腔科

2001年9月至2002年9月　日本ILO协会研修生

2005年9月至2007年12月　南京大学医学院硕士研究生

2008年4月至2012年3月　日本大阪大学齿学研究科博士研究生

2015年1月　南方医科大学硕士研究生导师

2017年7月　成立南京秦淮久雅口腔诊所

2019年8月　成立南京久雅口腔医疗管理公司

长期从事口腔修复、牙齿美学修复、咬合诊断与治疗、颞下颌关节病诊断与治疗等工作。迄今在国内发表论文20余篇，其中被《Journal of Dentistry》等国际知名杂志收录SCI论文7篇，翻译专著《口腔种植咬合技术》与《自体牙移植与再植》两部。主要从事咬合学、牙齿美学、修复与种植材料等方面的研究。

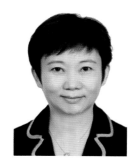

副主译简介

周楠

1993年6月　毕业于南京医科大学口腔医学院

1993年7月至2002年11月　工作于南京军区南京总医院口腔科

2002年11月至今　工作于南京大学医学院附属口腔医院牙体牙髓科

2007年3月至2010年6月　获得东南大学公共卫生学院公卫硕士学位

目 录

第 1 章

咬合治疗的基本原则

1. 目前咬合的定位

致命四重奏在医学界已经说了很久，它是高血压、高血脂、糖尿病、肥胖症四大慢性疾病的总称。目前在全世界已逐渐成为多发病，与非感染性慢性疾病具有共同特点。大部分感染性疾病通过抗感染就能治愈。可是，人类刚刚安居乐业，致命四重奏就开始袭击我们现代人。流行病学和病因论暂时不提，但这些已成为最好发的现代疾病，死亡率比癌症还高。

至今，龋病和牙周病是牙科医学两大疾病。由于这两种疾病都是感染性疾病，所以近年来正通过口腔卫生重要性的大力宣传和积极采取各种预防措施来减少这两类疾病的发生。特别是欧美各国小学生龋失补（DMF）指数急剧降低，预防效果非常明显。另外，通过刷牙次数和刷牙方法的改善，牙周病的患病率也呈现出降低的趋势。根据现代人的生活方式和饮食特点，完全消灭牙科医学这两大疾病虽然不太可能，但是朝此方向努力正是目前牙科医学界的课题和使命。

与医学领域一样，在牙科医学领域一旦重视消灭感染性疾病，非感染的慢性病就会崭露头角，逐渐占据优势。咬合病和审美病可以说是最显著的代表。现代人隐蔽的思想内容、生活方式、行为模式、个人身心压力等可以称作现代文明的疾病。这些是牙科医学领域必须解决的疑难杂症。

这本书开头几章介绍咬合治疗的基本原则。患者对咬合疾病的主诉多种多样。如果仔细聆听，就会发现其主要病因是心理因素。对于这种疾病的治疗，牙科医生具有非常重要的作用。而且，与患者沟通找到咬合异常的次要病因并提出诊断和治疗计划时，必须以咬合治疗的基本原则为基础，且通俗易懂地进行正确说明。

2. 咬合治疗的目的

咬合治疗仅适用于患者主诉咬合异常的状况，其目的是使上下颌牙齿的咬合达到长期稳定。虽然咬合损伤的病因与治疗方法多种多样，但是治疗目的只有一个，就是实现咬合长期稳定（**表1-1**）。

表1-1 咬合治疗的目的

咬合病损原因	治疗方法	治疗目的
牙列不齐	正畸治疗	咬合稳定
牙周病	牙周治疗	（Occlusal Stability）
牙列缺损	修复治疗	咬合支持
磨牙症	种植治疗	（Occlusal Support）
	TMJ治疗	
	颞颌关节紊乱治疗	

3. 咬合治疗的基本原则

原则1　后牙正中关系

　　　　（Centric Related Occlusion）

原则2　前牙咬合关系

　　　　（Anterior Coupling）

原则3　前牙诱导形成后牙咬合分离

　　　　（Anterior Disclusion）

原则4　长期咬合稳定（支持）

　　　　[Long-Term Occlusal Stability（Support）]

　　咬合治疗时必须按顺序实现这4项基本原则的要求。只有这样才能使病症得到有效的改善和治愈（**图1-1a～l**）。第2章至第5章分别介绍这4项基本原则（**表1-2**）。

以基本原则为基础的长期咬合治疗

图1-1　不满足咬合治疗的基本原则要求就不能获得长期的咬合稳定。

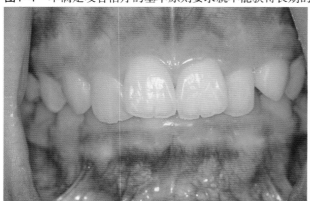

图1-1a　唇面。

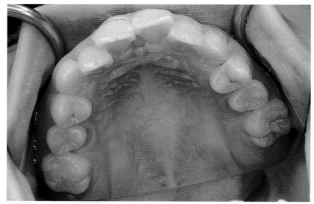

图1-1b　上颌咬合面。

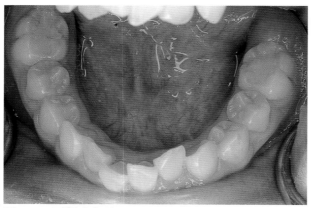

图1-1c　下颌咬合面。

◀图1-1a～c　术前。安氏Ⅱ类2分类错𬌗。低垂直距离、前牙深覆盖及拥挤。

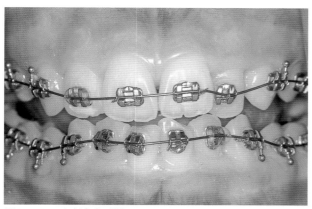

图1-1d 正畸治疗开始。

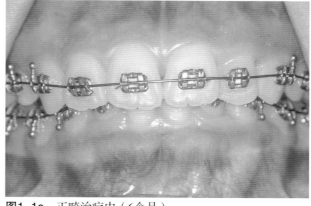

图1-1e 正畸治疗中（6个月）。

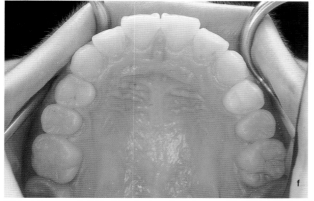

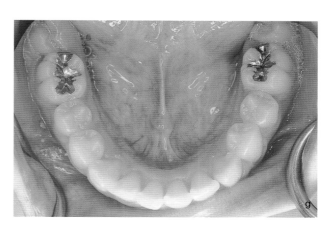

图1-1f，g 正畸治疗结束（24个月）。f：上颌观。g：下颌观。

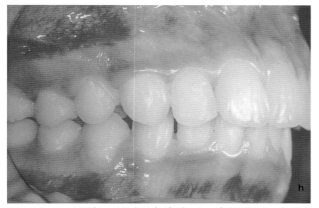

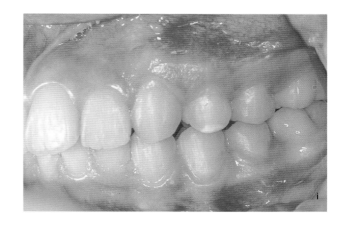

图1-1h，i 原则1 后牙正中关系。h：右面观。i：左面观。

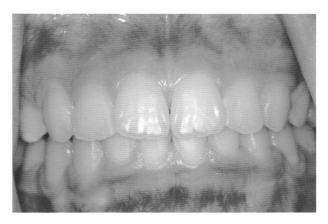

▶图1-1j 原则2 前牙咬合关系。正面观。

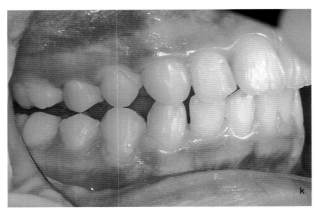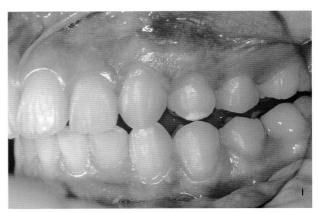

图1-1k，l　原则3　前牙诱导形成后牙咬合分离。k：右面观。l：左面观。

表1-2　咬合治疗的基本原则

①后牙正中关系
②前牙咬合关系
③前牙诱导形成后牙咬合分离
④长期咬合稳定（支持）

结果病症得到改善和治愈

咬合治疗的目的形成咬合稳定或支持，具体目标是：

①颞颌关节受力的调控

②牙和牙周组织受力的调控

③肌肉可以舒适地行使功能

因此，调控口腔系统各部位受力是咬合成功治疗的关键。

※以下为英文参考

The goals when creating a new occlusion aiming for stability:

① Control the load applied to the TMJs

② Control the load applied to the teeth and periodontium

③ Ensure muscle comfort and function

＊The control of applied force is the key

（Iwata T：2002）

第 2 章

原则1　后牙正中关系

1. 后牙正中关系

正中关系时，后牙牙尖咬合，下颌处于闭口状态是咬合治疗的原则。

在正中关系（表2-1），髁突通过关节盘与关节结节后壁相对。颞颌关节通过咀嚼肌的生理活动支持这样解剖学结构关系。正中关系翼外肌上头和颞肌起主要作用，使盘–髁复合体固定在关节结节后壁。髁突位于这个位置，如果下颌处于闭口状态且上下后牙咬合，那么咬肌和翼内肌收缩就可以咬紧。

另外，髁突在这个位置闭口时如果后牙有早接触，那么下颌就会滑向前方形成牙尖交错位。然而，如果盘–髁复合体被迫牵到不稳定的前方，就可能位于关节结节不稳定的位置。这时与偏向前方位置相关联的肌肉是翼外肌下头。

咬合病大部分症状通过肌肉进行表现。如果与下颌姿势位相关联的颞肌与翼外肌上头疲劳和痉挛，颞颌关节的盘–髁复合体和关节结节后壁相对的稳定状态就会破坏。而且，如果后牙有早接触，那么翼外肌下头就会持续牵引下颌位于前方位置，一直处于紧张状态。因此，翼外肌下头也会疲劳。这时就会发现翼外肌上头也处于紧张状态。尽管上下颌牙齿位于牙尖交错位，如果颞颌关节和肌肉不协调，口腔系统就不能实现功能平衡[1-5]。

表2-1 正中关系（Centric Relation）的定义

· 翼外肌处于松弛状态，通过闭口肌群收缩使盘–髁复合体稳定在关节窝内的髁突位。

Definition of Centric Relation : The position of the condyles when the lateral pterygoid muscles are relaxed and the elevator muscles contact with disk properly aligned.
（ Iwata T : 2002 ）

目前为止，在正中关系，髁突到底位于关节窝内什么位置一直是争论的焦点。最近的观点在临床上更重视咀嚼肌的功能运动及维持髁突和关节盘恰当的位置关系。因此，在临床上取正中关系时，巧妙舒适地让患者肌肉发挥功能最重要。而且，对于某些病例，如果怀疑髁突与关节盘的位置关系存在异常，必须通过MRI照片进行诊断（参照下一页）。

2. 后牙正中关系必要条件

咬合治疗过程中最重要的第一步是确定后牙正中关系。为了实现这个目标必须满足解剖生理学3个必要条件（表2-2）。

第一必要条件

盘-髁复合体固定在关节结节后壁。这时主要由颞肌和翼外肌上头发挥作用（**图2-1，图2-2**）。

第二必要条件

后牙影响下颌闭口过程，同时均衡接触并停止（**图2-3，图2-4**）。

第三必要条件

上下后牙一旦咬合接触，咬肌和翼内肌就会显著收缩（**图2-5，图2-6**）。

表2-2　后牙正中关系的必要条件

①盘-髁复合体的稳定位置
②闭口肌群的生理运动（颞肌、翼外肌上头等）
③上下颌后牙牙尖交错咬合和肌肉运动（咬肌和翼内肌）

后牙正中关系

第一必要条件　盘-髁复合体和关节结节稳定的相对关系

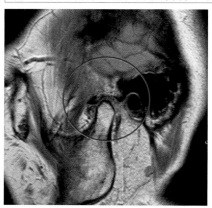

图2-1a　正中关系颞颌关节MRI影像（矢状面）。关节窝内盘-髁复合体和关节结节稳定的相对关系。

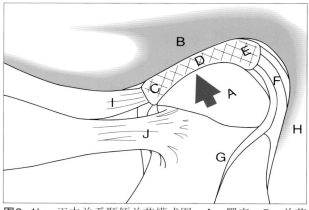

图2-1b　正中关系颞颌关节模式图。A：髁突；B：关节结节；C：关节盘前带；D：关节盘中间带；E：关节盘后带；F：双板区；G：与髁突相连的关节盘后韧带；H：关节囊；I：翼外肌上头；J：翼外肌下头。

图2-2　髁突维持在正中关系的主要肌肉是颞肌和翼外肌上头。

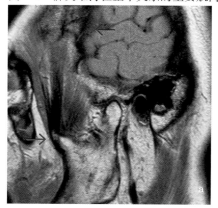

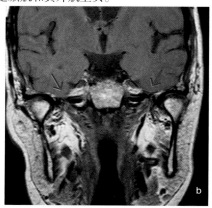

◀图2-2a　MRI影像在矢状面颞肌的走行（起于颞窝下颞线，止于下颌骨冠突）。

◀图2-2b　MRI影像在冠状面翼外肌上头的走行（起于颞下嵴，止于关节盘）。

第二必要条件 后牙影响下颌闭口过程，同时均衡接触并停止

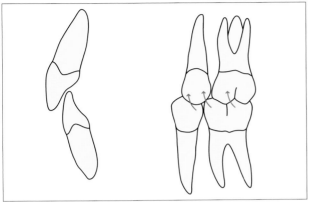

图2-3 后牙阻止下颌闭口过程。这是咬合的目的。由于下颌属于Ⅲ类杠杆，所以后牙很容易受咬合力影响。一旦后牙丧失了咬合支持，前牙的咬合关系就会在短期内受到损伤，咬合崩溃的可能性就会很大。

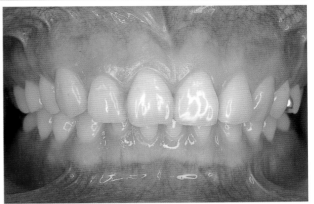

图2-4 上下颌牙咬合的目的是让下颌闭口停止在生理位置。牙列和咬合大部分损坏是垂直咬合停止不足与丧失的起源。

第三必要条件 上下后牙一旦咬合接触，咬肌和翼内肌就会显著收缩

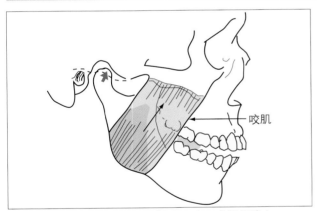

图2-5a 咬肌模式图（起于颧弓，止于咬肌粗隆）。

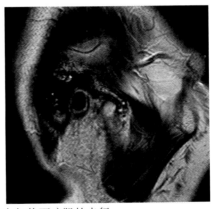

图2-5b MRI影像在矢状面咬肌的走行。

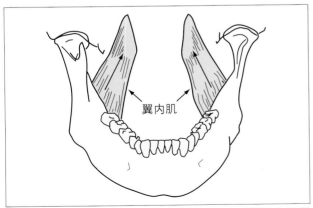

图2-6a 翼内肌模式图（起于翼突窝，止于下颌骨内面翼肌粗隆）。

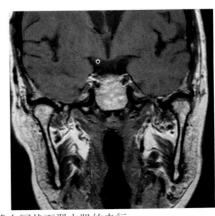

图2-6b MRI影像在冠状面翼内肌的走行。

3. 使用正中关系咬合片取正中关系

利用肌肉的生理运动使盘-髁复合体准确地位于正中关系的方法如下所示[3,6]。

①准备正中关系咬合片（Leaf Gauge）和咬合蜡。正中关系咬合片的操作顺序如**图2-7a，b**。咬合蜡外形与上颌牙弓外形一致，切除切牙部分备用（**图2-7c～e**）

②把正中关系咬合片咬在前牙部位。增加咬合片数量（大约25张）直到后牙无咬合接触（通常为1～1.5mm厚的间隙）

③咬住正中关系咬合片，使下颌反复做前伸和后退运动。结果，颞肌和翼外肌上头绷紧，盘-髁复合体位于与关节结节后壁相对

的位置（**图2-7f，g**）

④最后，把45℃软化的咬合蜡放在后牙部位，保持前牙咬住正中关系咬合片不变，让后牙咬合。随着咬合蜡硬化，后牙与蜡咬合的感觉增强，通过这样的刺激，咬肌和翼内肌才能发挥作用，才可以取得正确的正中关系（**图2-7h～j**）

很好地理解正中关系肌肉的生理运动，如果能够确定盘-髁复合体和关节结节稳定的解剖关系，就能再现与此解剖关系相协调的上下颌后牙咬合关系，就能实现原则1要求的"后牙正中关系"。参照**图2-8a～h**上𬌗架。

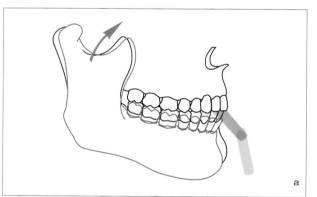

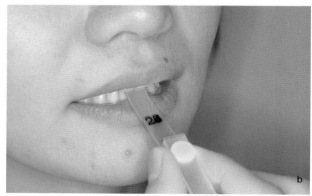

图2-7a，b　a：正中关系咬合片的操作顺序。利用翼外肌上头和颞肌功能收缩取咬合方法。在前牙正中位置咬住正中关系咬合片，让下颌前后移动，确认上下颌后牙无咬合接触。让下颌后退，如果前牙能够轻轻地咬住正中关系咬合片，就可以取得正中关系。灵活运用下颌位置稳定的病例。b：正中关系咬合片的优点是根据需要可以随时取得正中关系。

使用正中关系咬合片取正中关系的方法

取正中关系

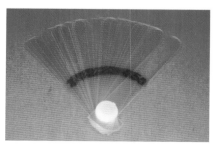

◀**图2-7c**　正中关系咬合片（Dental Health Associates, DHA）1片厚度为0.1mm，1束55片。

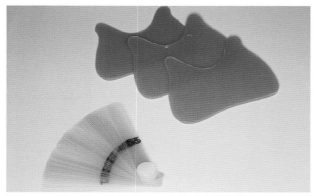

图2-7d　使用与牙弓形状相一致的咬合蜡结合正中关系咬合片，无论什么时候都可以取得正中关系。

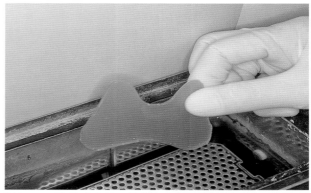

图2-7e　准备咬合蜡，使其与上颌牙列形状一致。切除切牙部分备用。在温水（45℃）中软化咬合蜡。

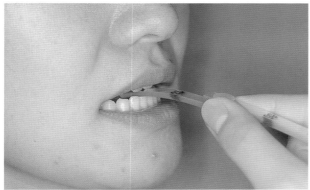

图2-7f　把大约25张正中关系咬合片放在中切牙部位，让患者咬住并让下颌前后移动。

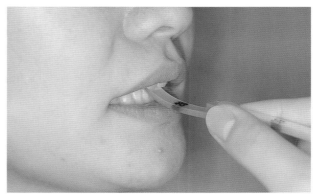

图2-7g　下颌退向后方时确认后牙部位是否有1～1.5mm厚的间隙。通常使用大约25张正中关系咬合片。如果间隙不足，就增加正中关系咬合片；如果间隙过大，就减少正中关系咬合片。

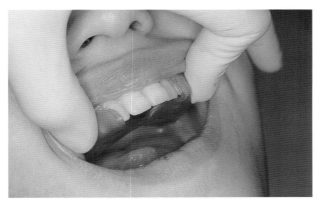

图2-7h　手术者把软化的咬合蜡压在上颌牙列上并固定。

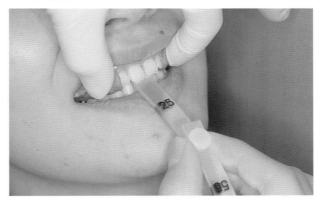

图2-7i　让助手或患者固定正中关系咬合片，接着在正中关系位让患者闭口。

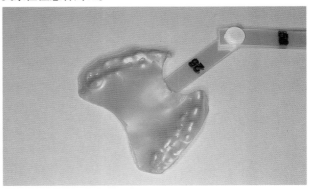

▶图2-7j　取得的正中关系和正中关系咬合片。

上下颌模型上殆架

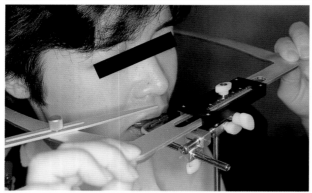

图2-8a　面弓转移。记录上颌与颞颌关节的位置关系（两侧髁突和上颌牙列的空间关系）。

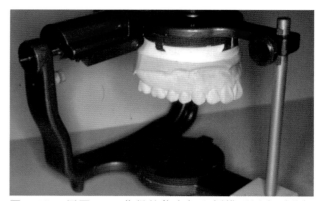

图2-8b　用图2-8a获得的信息把上颌模型固定到殆架上。

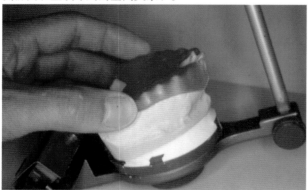

图2-8c　使正中关系（正中关系咬合）准确地复位到上颌模型上。为了不让咬合蜡变形，操作时不要施加压力。

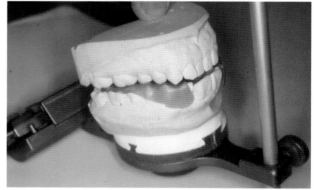

图2-8d　接着将下颌模型与咬合蜡进行咬合。轻轻地使牙尖顶部和切缘与咬合蜡的压痕对位，切记不要施加压力。

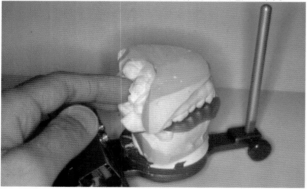

图2-8e　从模型后方沿腭顶塞入吸水纸，防止多余石膏流入。

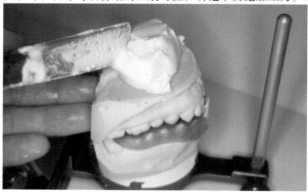

图2-8f　最好使用即刻凝固、不易变形的固定石膏（Mounting Stone，GC公司等）。

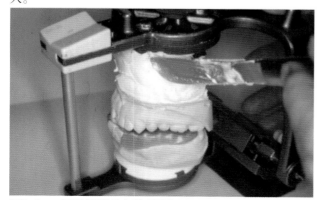

图2-8g　把下颌模型安装到殆架上。

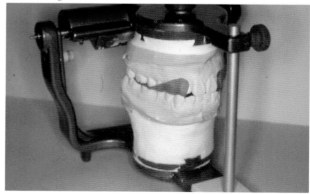

图2-8h　根据取得的正中关系将上下颌模型在殆架上固定完成。

4. 使用前牙中央接触型殆垫取正中关系

取后牙正中关系时利用肌肉（主要为闭口肌）活动决定稳定的（高重复性）盘-髁复合体位置。作为取后牙正中关系的工具，前面提到的正中关系咬合片及接下来将要介绍的前牙中央接触型殆垫（Anterior Jig或Lucia Jig）非常有效[7]。此时，正确地区别使用正中关系咬合片和前牙中央接触型殆垫，掌握它们的使用方法非常重要（图2-9a，b）。正中关系咬合片的方法适用于下颌位置或髁突位置比较稳定的病例（参考图2-7，图2-8）。这种方法下前牙咬住咬合片，沿其斜面咬向后上方。

大部分病例使用正中关系咬合片的方法就能取得正中关系。然而，颞颌关节松弛和垂直距离显著降低引起髁突移位的病例由于盘-髁复合体不能成为支点，使用正中关系咬合片的方法时下颌位置就有可能不稳定，出现前后左右上下偏移的风险。

关于这样的病例，在上前牙部位安装前牙中央接触型殆垫，形成与殆平面大致平行的咬合接触面，让下前牙咬在这个平面上，这样下颌位置就容易变得稳定（参考第7章"3. 殆垫在牙源性颞颌关节病治疗中的灵活运用"）。

使用前牙中央接触型殆垫取正中关系的方法步骤如下：

（1）前牙中央接触型殆垫的制作方法（图2-10a~k）

在技工室使用自凝塑料在模型上牙列中切牙部位制作殆垫。最重要的操作是下颌闭口时下前牙和殆垫咬合接触部位形成与殆平面平行的平面。

（2）取正中关系（图2-11a~h）

把技工室制作的前牙中央接触型殆垫在口腔内试戴并调整使殆垫能够佩戴稳固，调整殆垫高度使后牙部位形成1~1.5mm厚的间隙，调整殆垫舌侧平面使下前牙咬合时无对抗的感觉，调整殆垫使其中央部位尽可能与下颌中切牙切点接触。调整结束后用硅橡胶（重体）把殆垫固定在口腔内，直到硅橡胶固化。接着用咬合蜡取正中关系。

有关前牙中央接触型殆垫取正中关系方法适用的病例参照图2-12a~k。

图2-9　正中关系咬合片和前牙中央接触型殆垫的区别应用。

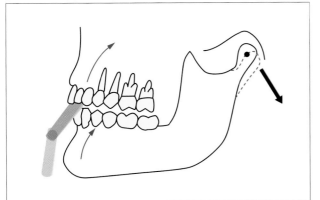

图2-9a　下颌位置不稳定的病例如果使用正中关系咬合片，髁突就会偏向下方。下颌位置不稳定的病例、垂直距离显著降低的病例及盘-髁复合体难以固定在稳定位置的病例（即颞颌关节松弛）使用前牙中央接触型殆垫比较安全。

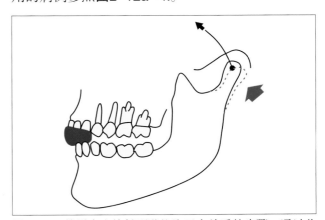

图2-9b　前牙中央接触型殆垫取正中关系的步骤。通过此步骤取得的正中关系更准确。在上前牙位置安装前牙中央接触型殆垫，调整殆垫使下前牙和殆垫上的平面（与殆平面平行）接触。由于在殆垫部位咬合稳定，所以下颌位置不稳定的病例也可以简单地取得正中关系。

前牙中央接触型殆垫取正中关系法

前牙中央接触型殆垫的制作方法

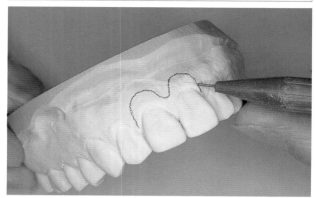

图2-10a 殆垫唇侧形态。唇侧边缘位置。避开唇系带。

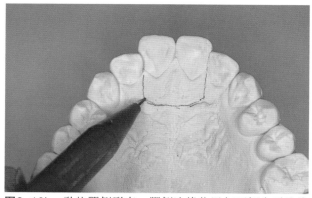

图2-10b 殆垫腭侧形态。腭侧边缘位置与两侧尖牙连线平齐。

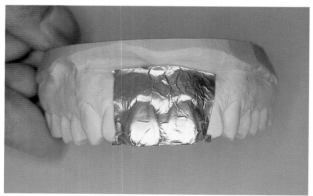

图2-10c 压一张铝箔形成预留间隙。唇面。

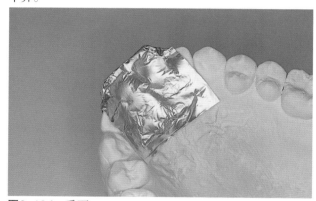

图2-10d 舌面。

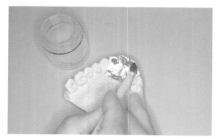

图2-10e 在铝箔表面涂凡士林作为分离剂。

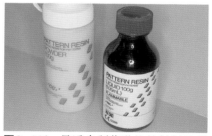

图2-10f 最适合制作殆垫的材料是塑形树脂。

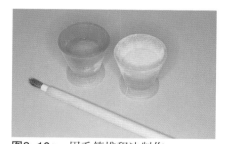

图2-10g 用毛笔堆积法制作。

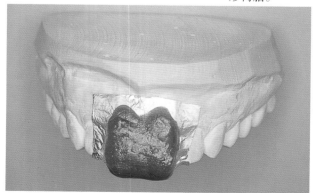

图2-10h 堆积过程中的唇侧外形。两颗中切牙被覆盖，避开了唇系带。

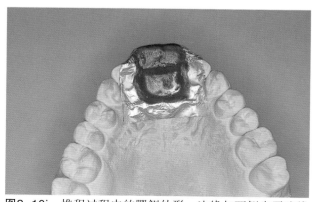

图2-10i 堆积过程中的腭侧外形。边缘与两侧尖牙连线平齐。把下切牙咬合接触部位制作成平面。

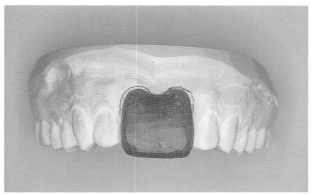

图2-10j　打磨完成唇面。注意切缘不要太薄。

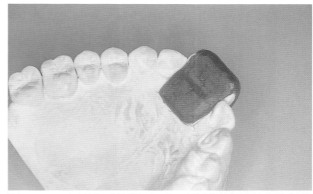

图2-10k　打磨完成的腭面。与下前牙咬合接触部位制作成与殆平面平行的平面。

取正中关系

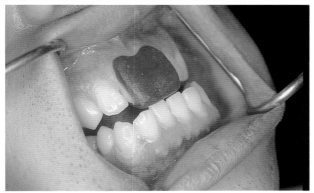

图2-11a　口内试戴。下颌后退时调整下切牙切缘咬合在殆垫正中位置，后牙形成1~1.5mm厚的间隙。

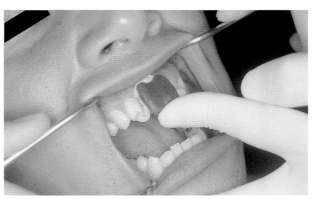

图2-11b　用乙烯基硅橡胶把殆垫固定在口内。

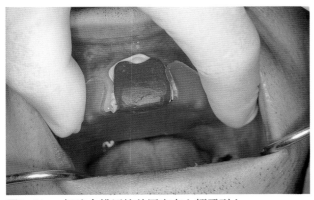

图2-11c　把咬合蜡压接并固定在上颌牙列上。

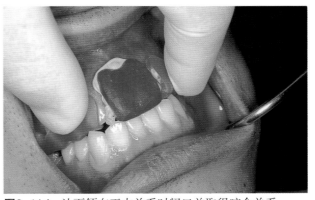

图2-11d　让下颌在正中关系时闭口并取得咬合关系。

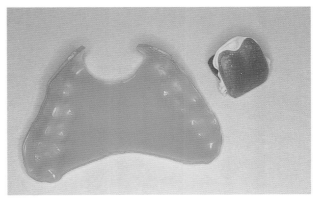

▶ 图2-11e　从口腔内取出正中关系咬合蜡和殆垫。

把上下颌模型固定到𬌗架上

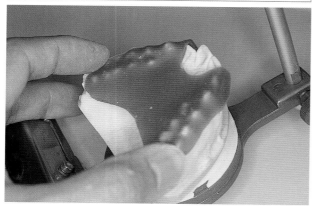

图2-11f 把口内取得的正中关系咬合蜡复位到𬌗架上的上颌模型上。

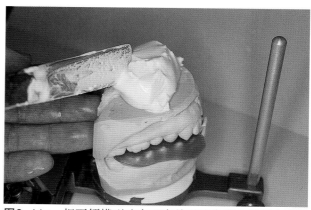

图2-11g 把下颌模型咬在正中关系咬合蜡上并固定到𬌗架上。

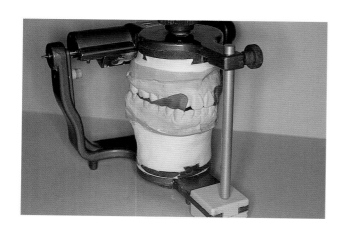

◀**图2-11h** 固定在𬌗架上的上下颌模型。

适用于前牙中央接触型𬌗垫原理取正中关系的病例

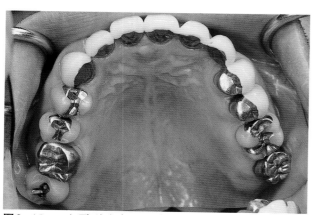

图2-12a 上牙列咬合面。确定后牙正中关系的重要病例。下颌后牙缺失引起垂直距离降低。主诉下颌位置不稳定引起颞下颌关节不稳定。

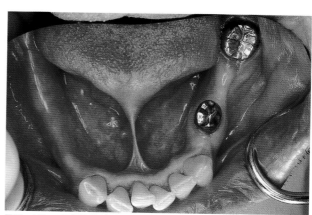

图2-12b 下牙列咬合面。

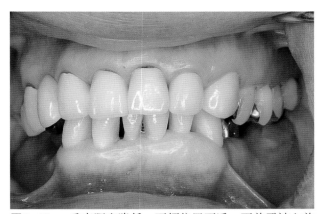

图2-12c 垂直距离降低。下颌位置不适。下前牙被上前牙舌面形态引导咬进很深的位置，结果下颌被退向后下方。

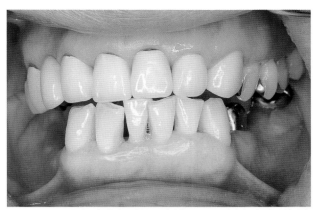

图2-12d 患者感觉舒适的下颌位置。必须去除对颞颌关节形成压力、斜度大的前牙诱导及狭窄闭口路径引起的肌肉痉挛。

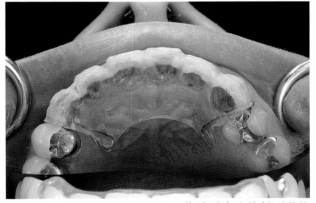

图2-12e 把前牙松弛型𬌗垫用作前牙中央接触型𬌗垫（参考第7章 "3. 𬌗垫在牙源性颞颌关节病治疗中的灵活运用"）。

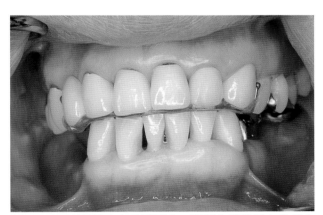

图2-12f 下前牙咬在导平面上，颞肌和翼外肌上头就会很容易地进行生理运动。可以取得盘-髁复合体与关节结节相对的稳定位置咬合关系。

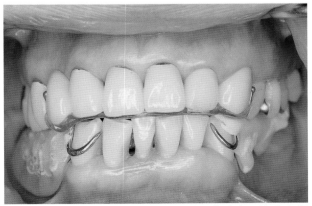

图2-12g 后牙正中关系。在旧活动义齿咬合面涂布自凝塑料取咬合关系。这时咬肌和翼内肌行使功能。

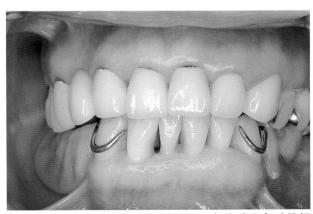

图2-12h 抬高咬合后的位置后牙正中关系咬合时最舒适。

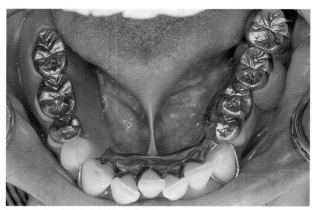

图2-12i 新活动义齿咬合面。

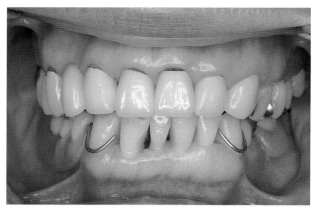

图2-12j 新活动义齿唇面。

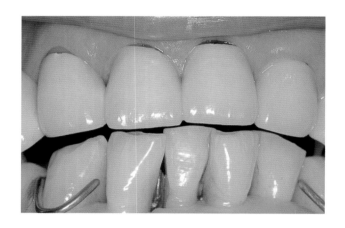

◀图2-12k 如果增加垂直距离确定后牙正中关系，前牙就会形成开𬌗。随后需要形成前牙覆𬌗覆盖。

※以下为正中关系定义的英文参考

Definition of Centric Relation : The position of the condyles when the lateral pterygoid muscles are relaxed and the elevator muscles contact with disk properly aligned.

（Iwata T : 2002）

第 3 章

原则2　前牙咬合关系

1. 恰当的前牙咬合关系

后牙正中关系（或牙尖交错位）咬合时上下前牙无咬合接触，保持非常微小间隙的状态叫前牙咬合关系。建立前牙咬合关系是咬合治疗的原则2（表3-1）[3,6]。

上下前牙的咬合状态是咬合诊断与治疗的关键。后牙正中关系咬合时，上下前牙无咬合接触。也就是说前牙没有终止下颌闭口的功能。但是，如果下颌从闭口位置稍许向前方或侧方运动，上下前牙就会接触，命令肌肉引导下颌向下方运动。结果就可能形成前牙诱导（Anterior Guidance）引起后牙咬合分离（Posterior Disclusion）。这样也可以理解没有恰当的前牙咬合关系就不可能获得前牙诱导形成后牙咬合分离

（Anterior Disclusion）。

下颌根据Ⅲ类杠杆力学原理行使功能。颞颌关节为支点，肌肉附着位置为力点，牙齿部位为作用点。这类杠杆在后牙部位受力很大，前牙部位受力很小。另外，由于咀嚼肌附着几乎都位于下颌骨后方，所以也可以说对前方的切牙和尖牙在受力过大时起到生物力学的保护作用。

表3-1　前牙咬合关系的定义（W.H.McHorris:1979）

上下前牙几乎彼此接触的咬合关系被认为是"前牙咬合关系"。
The "TOGETHER", almost touching relationship of the anterior to each other, is known as "ANTERIOR COUPLING".

2. 前牙咬合关系要素

前牙咬合关系要素比较简单，就是牙尖交错位上下前牙无咬合接触，保持10～20μm间隙。具体就是1～2张咬合记录条（厚度大约为10μm）能够无阻力抽出的状态（图3-1a～c）。

1 前牙咬合关系与前牙诱导形成后牙咬合分离

安氏Ⅱ类1分类和开𬌗病例上下前牙过分分离，前牙咬合关系丧失。因此，前牙诱导功能缺失，后牙就会出现咬合干扰，咀嚼肌群便

过度紧张，容易出现颞颌关节病的症状（图3-2a～h）。

2 前牙咬合关系与垂直距离

垂直距离降低，上下前牙会发生咬合接触，前牙咬合关系丧失。这种情况下，上前牙舌面或下前牙切缘磨耗，或者上前牙向唇侧移位（漂移）（图3-3）。

因此，前牙咬合关系与后牙咬合分离和垂直距离关系密切（图3-4a～j）。

前牙咬合关系

恰当的前牙咬合关系

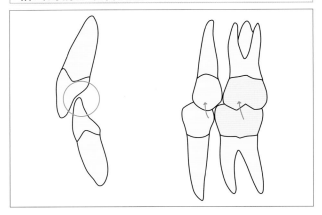

◀ **图3-1a** 牙尖交错位上下前牙无咬合接触，保持10～20μm间隙。

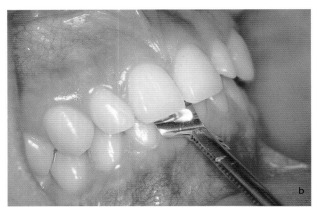

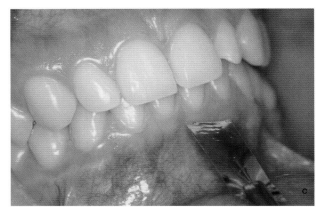

图3-1b，c 牙尖交错位即使在上下前牙之间放置1～2张咬合记录条（厚度大约为10μm，东京齿科产业）也可以无阻力抽出。

前牙咬合关系与前牙诱导形成后牙咬合分离

不恰当的前牙咬合关系

图3-2 安氏Ⅱ类1分类和开𬌗病例前牙咬合关系不恰当，前牙诱导形成后牙咬合分离缺失。

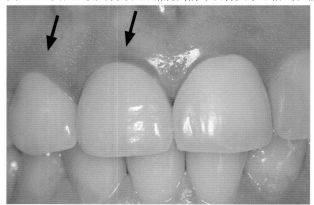

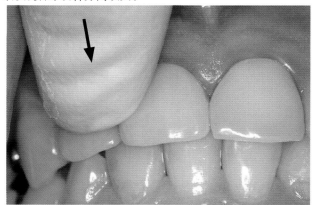

图3-2a 牙尖交错位如果上下前牙发生咬合接触，上颌前牙就会突向唇侧。这种不恰当的前牙咬合关系在牙尖交错位时就会诊断有前牙漂移的风险。

图3-2b 手术者如果把手指放在唇侧让患者紧咬时感觉到上颌前牙突向唇侧，那么前牙咬合关系发生障碍。

前牙诱导形成后牙咬合分离功能缺失

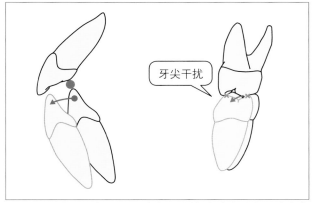

图3-2c　前牙咬合关系不恰当导致前牙诱导形成后牙咬合分离缺失，引起后牙牙尖干扰。

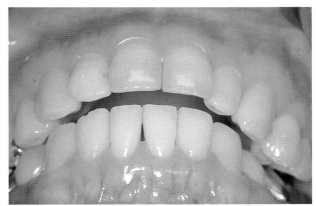

图3-2d　后牙牙尖干扰是引发肌肉过度紧张导致颞颌关节病的导火索，很容易引起颞颌关节病的各种症状。

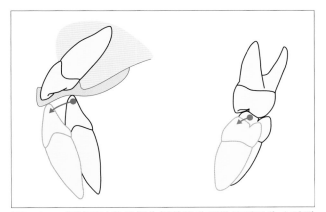

图3-2e　夜间通过前牙部位佩戴松弛型殆垫可以防止后牙牙尖干扰。

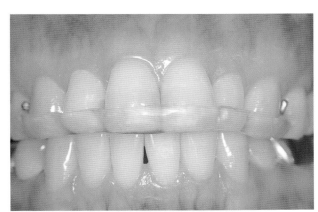

图3-2f　为了防止功能异常引起颞颌关节病的症状，必须让患者理解夜间佩戴前牙松弛型殆垫的重要性。

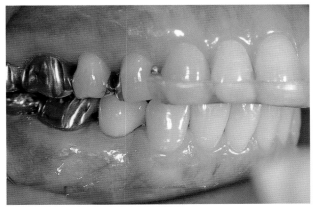

图3-2g　上前牙佩戴的松弛型殆垫。

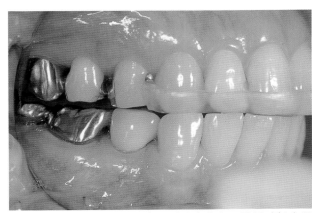

图3-2h　实现前牙诱导形成后牙咬合分离。结果减轻由肌肉过度紧张形成的咬合压力。

前牙咬合关系与垂直距离

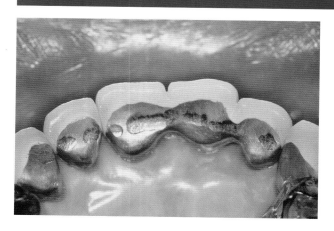

◀图3-3　垂直距离降低导致前牙咬合关系丧失，引起上前牙舌面磨耗的病例。

后牙游离端缺失病例与前牙咬合关系

图3-4　肯氏分类第一类（两侧后牙游离端缺失）病例和前牙咬合关系。

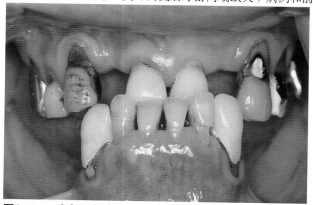

图3-4a　垂直距离降低导致下颌前伸，形成切端咬合的对刃关系。

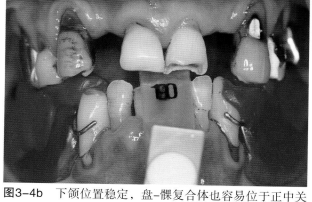

图3-4b　下颌位置稳定，盘-髁复合体也容易位于正中关系的患者，使用正中关系咬合片取正中关系。确定患者为安氏Ⅲ类殆关系。

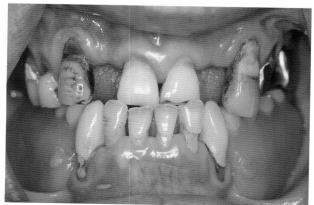

图3-4c　灵活运用临时活动义齿调整后牙正中关系、垂直距离及前牙咬合关系。

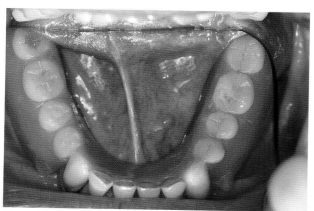

图3-4d　为了获得稳定的咬合关系，重新构建后牙正中关系、前牙咬合关系及前牙诱导形成后牙咬合分离。根据患者的期望制作上颌固定桥和下颌活动义齿。

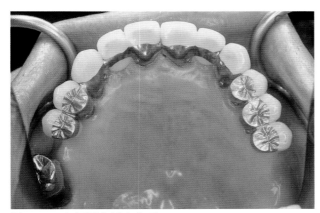

图3-4e 上颌固定桥咬合面。

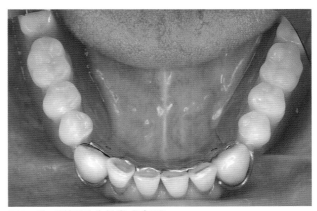

图3-4f 下颌活动义齿咬合面。

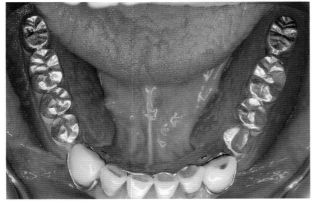

图3-4g 更换为金属咬合面5年后。左侧牙列咬合磨耗明显。怀疑有左侧咀嚼习惯。

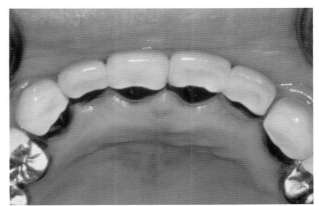

图3-4h 治疗后10年，上前牙焊接部位破损。随着使用年数增加后牙垂直距离降低，前牙咬合关系丧失，结果导致上前牙向前突出。

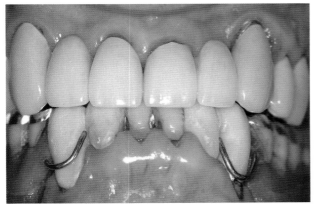

图3-4i 重新制作上颌修复体5年后（共计15年后）。保持着后牙正中关系和前牙咬合关系。对于牙槽骨吸收或后牙咬合面磨耗导致的垂直距离降低必定定期进行检查。

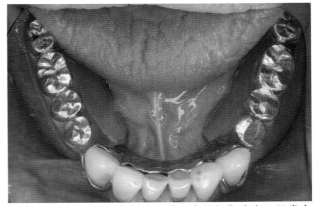

图3-4j 使用可摘义齿很难维持咬合的长期稳定。经常会出现垂直距离降低导致前牙咬合关系丧失及基牙继发龋、基牙折断，或牙周病导致基牙丧失等问题。

※以下为前牙咬合关系定义的英文参考

The "TOGETHER", almost touching relationship of the anterior to each other, is known as "ANTERIOR COUPLING".

（W.H.McHorris：1979）

第 4 章

原则3 前牙诱导形成后牙咬合分离

1. 舒适的前牙诱导形成后牙咬合分离

实现原则1和原则2就可以确定正中关系上下颌牙齿的咬合。接着偏离正中关系的咬合就成为课题。然而，首先应该了解重要的解剖生理基础知识。

① 前牙诱导形成后牙咬合分离与肌肉运动

下颌开闭口过程中上下前牙接触，避免后牙牙尖干扰，可以防止肌肉过度紧张。这就是前牙诱导形成后牙咬合分离的意义[8-11]。

上下后牙接触，咬肌和翼内肌收缩明显。然而，上下前牙即使发生咬合接触，咬肌和翼内肌也不会发生明显的运动。所有肌肉都朝向起始部位收缩。行使功能时咬肌和翼内肌几乎上下收缩。因此，人类咀嚼运动基本位于垂直方向。而且，这两种咀嚼肌发挥强大的作用，一旦完全开始运动，牙-牙周组织-颞颌关节随着年代的增长就可能遭受破坏。咀嚼运动过程中这些肌肉很少有破坏作用，然而，不咀嚼，特别是夜磨牙（Nocturnal Bruxism）时就会出现功能异常。

偏离正中关系时，为了让咬肌和翼内肌不完全运动，就要形成后牙咬合分离，这是前牙诱导形成后牙咬合分离的机制。

② 前牙诱导的意义

牙周膜内的感受器把咬合受到的刺激传递到神经中枢，引起肌肉收缩。这也是后牙咬合的目的。因此，夜磨牙和偏离正中关系运动时仅让前牙接触，控制咬肌和翼内肌不做破坏运动，这是咬合治疗的重要原则。

前牙咬合接触诱导下颌向下方，避免后牙牙尖干扰才能抑制肌肉的过度紧张。这是前牙诱导形成后牙咬合分离的生理机制、基本意义。对于牙齿来说，这样的结果在力学原理上形成了最费力杠杆（=咬合力负担最小）。

③ 闭口路径与前牙诱导

患者前牙诱导路径倾斜大就会产生阻碍下颌闭口的感觉，而实际情况下诱导下颌向前方和侧方运动时不允许存在摩擦和妨碍的感觉。

功能运动时前牙诱导路径倾斜太大不仅妨碍翼外肌下头的收缩功能，而且在偏离正中关系运动过程中还会引起保持盘-髁复合体与关节结节相对的翼外肌上头和颞肌的活动不协调，进一步导致与开闭口相关的舌骨肌群异常收缩增强。

如果修复或正畸的结果造成前牙诱导路径倾斜太大，作为肌肉功能障碍的结果多数情况下就会出现开口受限和颞颌关节弹响。认真理解颞颌关节和肌肉的解剖生理后构建咬合治疗的基本原则非常重要。

只有降低后牙牙尖干扰，才能减少肌肉活动。

It is not the contact of the anteriors that decrease the muscular activity, but rather the elimination of posterior contacts.

(Williamson & Lundquist:1983)

2. 前牙诱导形成后牙咬合分离的要点

咬合治疗基本原则的原则3是建立前牙诱导形成后牙咬合分离。这句话定义为下颌一开始做偏离正中关系运动，上下前牙就会发生咬合接触，导致下颌下降，形成上下颌后牙分开的状态（**表4-1**）。根据这个基本原理列举以下必须认真领会的要素。

①如果通过舒适的前牙诱导避免后牙牙尖干扰，就可以防止肌肉的过度紧张（**图4-1a，b；表4-2**）

②下颌运动是由肌肉掌控。前牙诱导形成后牙咬合分离的主角也是肌肉。所谓舒适的

前牙诱导也就是肌肉活动与上下颌位置关系处于协调状态（**图4-2a～c；表4-3**）

③前牙诱导的有效性（**表4-4**）

④下颌闭口路径受到前牙诱导限制。通过修复和正畸治疗形成新的前牙诱导病例必须要评价肌肉活动的协调程度

⑤倾斜度太大的前牙诱导干扰下颌的生理闭口路径。这样肌肉活动也会改变下颌的运动状态而过度紧张

⑥倾斜度太小的前牙诱导虽然不会妨碍肌肉活动，不会引起肌肉的过度紧张；但是不能控制下颌闭口路径，就会引起下颌位置不稳定。而且，前牙诱导路径的倾斜度太小，不能避免后牙牙尖干扰

病例如图4-3a～r所示。

表4-1 前牙诱导形成后牙咬合分离的定义（Pameijer；1985）[13]

> As the result of cuspid and incisal guidance, there are no occlusal contact what so ever between the posterior teeth on either side during the entire eccentric movement of the mandible.
>
> （正因为存在切牙和尖牙诱导，所以上下后牙在偏离正中关系运动过程中才会分离，没有一点咬合接触。）

图4-1 下颌在偏离正中关系运动过程中上下前牙形成诱导并不重要。灵活运用舒适的前牙诱导（前牙部位诱导）防止偏离正中关系运动过程中后牙牙尖干扰才是最重要的课题。

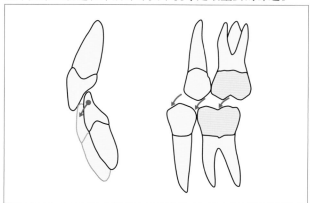

图4-1a 偏离正中关系过程中的后牙咬合分离（模式图）。

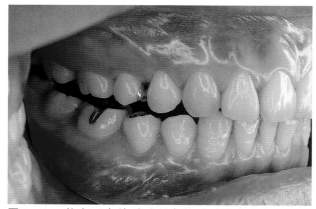

图4-1b 偏离正中关系过程中的后牙咬合分离（口腔内）。

表4-2　前牙诱导和肌肉活动

舒适的前牙诱导	前牙诱导缺失
▼	▼
后牙咬合分离	后牙牙尖干扰
▼	▼
肌肉活动减少	肌肉活动增加

表4-3　偏离正中关系运动过程中主要肌肉活动

工作侧	非工作侧
颞肌	翼外肌下头
翼外肌上头	颞肌
舌骨肌群	翼外肌上头
	舌骨肌群

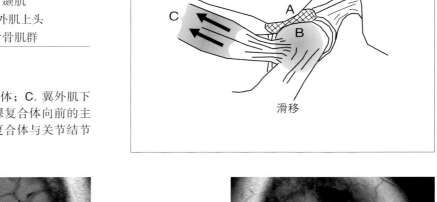

▶图4-2a　A. 关节结节；B. 盘-髁复合体；C. 翼外肌下头。下颌运动是由肌肉掌控。牵引盘-髁复合体向前的主要肌肉是翼外肌下头。这时引导盘-髁复合体与关节结节斜面相对的肌肉是颞肌和翼外肌上头。

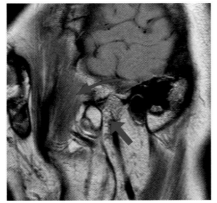

图4-2b　下颌向前方运动时颞颌关节左侧矢状面MRI影像。MRI影像清楚地呈现了盘-髁复合体紧贴着关节结节斜面被引导的状态。

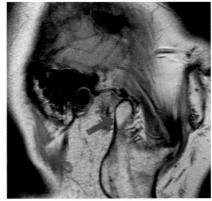

图4-2c　下颌向前方运动时颞颌关节右侧矢状面MRI影像。

表4-4　前牙诱导的意义

①下颌是Ⅲ类杠杆。下颌前方位置很难受力，前牙在诱导下颌运动过程中整个口腔系统受到的应力非常小
②偏离正中关系运动过程中，一旦后牙存在咬合接触，咬肌和翼内肌就会出现过度收缩，整个口腔系统受到的应力就会显著增大
③前牙位于主要闭口肌群的前方，受到的作用力很小
④前牙牙槽骨较薄，本体感受器反应敏锐，对于作用力很容易产生防御反应，诱导下颌运动在解剖生理学方面处于优势地位

前牙诱导形成后牙咬合分离的效果和长期随访的注意事项

图4-3 主诉肌肉痉挛、疼痛、开口受限及咀嚼障碍来院的病例。根据咬合治疗的基本原则进行治疗。

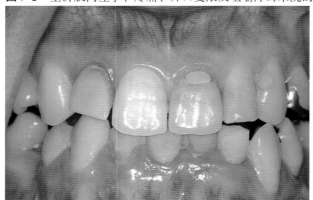

图4-3a 治疗前唇面。

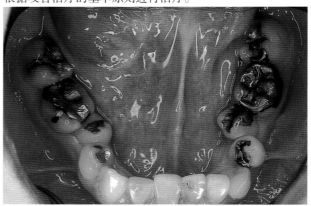

图4-3b 治疗前下颌咬合面。

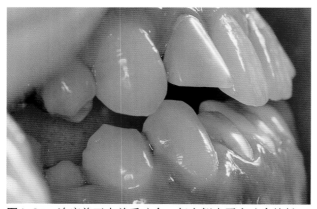

图4-3c 治疗前正中关系咬合。仅右侧尖牙有咬合接触。

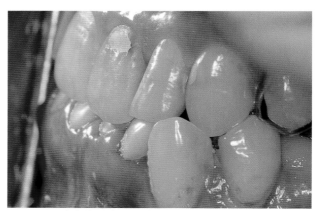

图4-3d 治疗前牙尖交错位。与图4-3c比较可以判定后牙正中关系咬合异常。

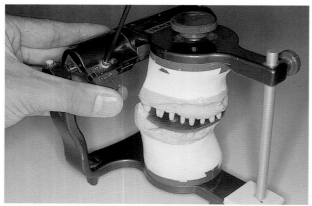

图4-3e 通过牙体牙髓治疗、牙周治疗及临时修复治疗使下颌位置稳定后进行最终修复治疗。半可调𬌗架的髁道调节。

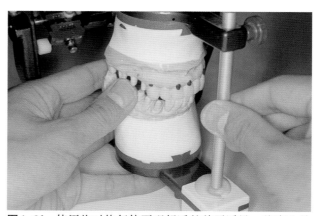

图4-3f 使用临时修复体再现舒适的前牙诱导。临床上关于前牙诱导形成后牙咬合分离的再现方法参考第6章"4. 通过交叉安装法再现前牙诱导形成后牙咬合分离"。

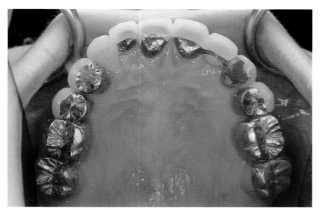

图4-3g 试戴修复体时上颌咬合面。通过后牙咬合面无光泽处理（喷砂）检查牙尖干扰。干扰部位就会局部变得光亮（亮点）。

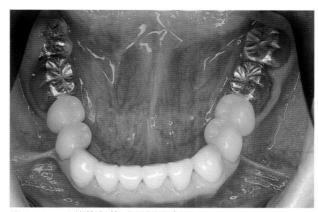

图4-3h 试戴修复体时下颌咬合面。

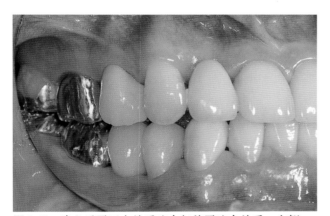

图4-3i 建立后牙正中关系咬合与前牙咬合关系，右侧。

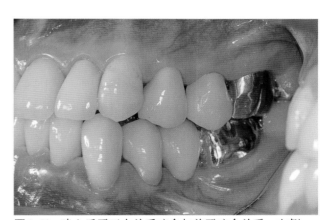

图4-3j 建立后牙正中关系咬合与前牙咬合关系，左侧。

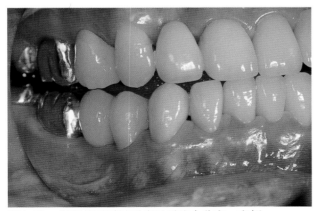

图4-3k 实现前牙诱导形成后牙咬合分离，右侧。

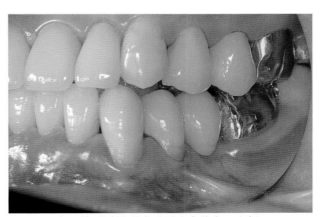

图4-3l 实现前牙诱导形成后牙咬合分离，左侧。

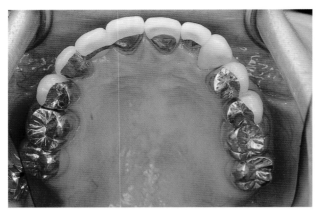

图4-3m 用粘接剂粘接后的修复体上颌咬合面。

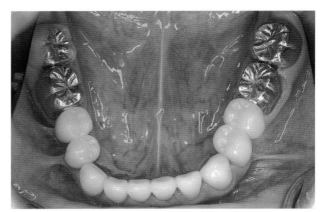

图4-3n 用粘接剂粘接后的修复体下颌咬合面。

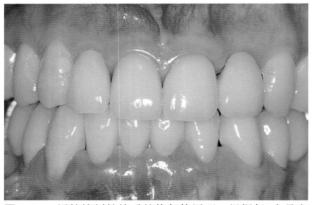

图4-3o 用粘接剂粘接后的修复体唇面。根据每3个月定期回访的结果发现一直保持着健康的牙周组织和稳定的咬合。

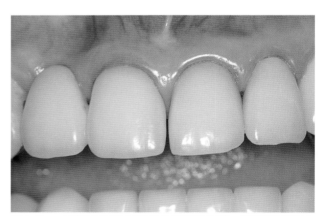

图4-3p 15年后发现上前牙中缝出现间隙。其原因多数为垂直距离降低导致前牙咬合关系丧失、口呼吸导致牙龈干燥及夜磨牙（前牙咬合过紧导致外倾）等。

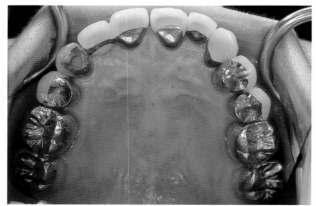

图4-3q 15年后发现上前牙中缝出现间隙的上颌咬合面。本病例从长期咬合稳定的观点出发，最好把上颌中切牙连接起来。

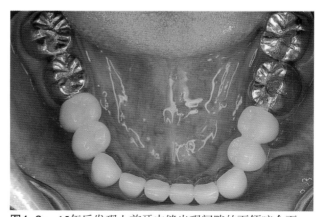

图4-3r 15年后发现上前牙中缝出现间隙的下颌咬合面。

3. 前牙诱导形成后牙咬合分离和下颌位置的稳定性

安氏Ⅱ类1分类错拾病例（**图4-4a~g**）多数情况下下颌位置不稳定。由于缺少正确的前牙咬合关系和前牙诱导形成后牙咬合分离的功能，所以下颌在闭口过程中没有诱导，在达到牙尖交错位前就会反复不断地出现牙尖干扰。甚至在睡眠过程中进行吞咽时也会出现同样的现象，而且出现这种现象时还伴随很强的咬合作用。最终就可能助长颞颌关节病症状的出现，大多数情况下患者主诉面部肌肉和咀嚼肌疼痛，还有牙尖干扰、牙齿过敏和疼痛。

通常情况下Ⅱ类1分类病例下颌位置在水平方向不稳定，但是后牙部位进行修复治疗时如果不十分小心，在垂直方向上会出现错乱，那么下颌位置不稳定则会更加明显，颞颌关节病症状便会变得非常严重。

70%安氏Ⅱ类1分类患者颜面呈现高FMA（参考第7章"4. 上下颌关系与颞颌关节病"）（**图4-4a**）。由于此类患者咀嚼肌力量比较弱小，并且后牙位于咀嚼肌前方，所以咬合力较弱，很容易出现肌肉症状，一旦后牙牙尖交错位变得不稳定，症状就会有加重的趋势。

安氏Ⅱ类1分类患者之所以疑难病例较多，那是因为下颌位置不稳定。给安氏Ⅱ类1分类错拾且下颌位置不稳定的患者进行咬合治疗时，使用临时修复体直到获得下颌位置稳定的咬合关系，其中30%~40%病例需要3~6个月，大多数情况需要更长的时间（**图4-4b~g**）。而且，即使给下颌位置已经稳定的患者安装上最终修复体，患者适应这样的位置大多数也需要6~12个月（**表4-5，表4-6**）。

禁忌没有准备给安氏Ⅱ类1分类患者增大垂直距离。一旦抬高了垂直距离，盘-髁复合体就很容易滑移到关节结节斜面的前方而保持在不稳定的位置。即使在这样提高垂直距离的下颌位置构建牙尖交错位，后牙也会不断地发生牙尖干扰。

安氏Ⅱ类1分类患者的下颌位置稳定

表4-5 安氏Ⅱ类1分类病例的咬合位置确定需要很长时间。其中30%~40%病例多数情况下必须进行6~12个月反复调整

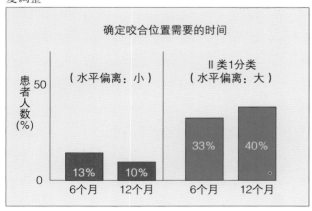

表4-6 安氏Ⅱ类1分类病例治疗后，下颌位置确定也需要很长时间。其中30%~40%病例即使经过了1年也不稳定

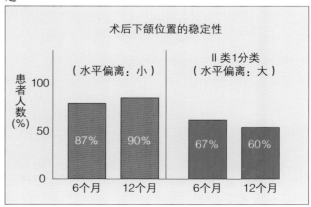

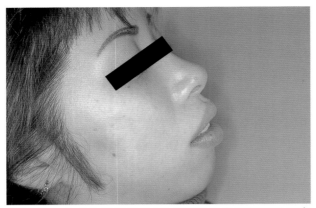

图4-4a 大多数安氏Ⅱ类1分类错拾患者的颜面呈现高FMA。眶耳平面与下颌下缘所成角的角度大。

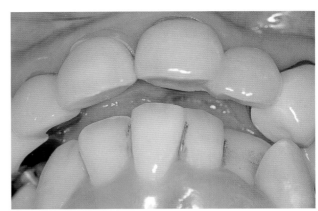

图4-4b 前牙开殆，前牙咬合关系和前牙诱导形成后牙咬合分离功能缺失。

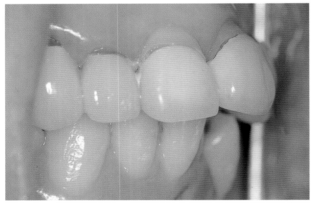

图4-4c 下颌闭口时，前牙诱导失效容易出现后牙牙尖干扰及颞颌关节病症状。而且，一旦后牙咬合位置不稳定，随着时间的延长，下颌位置也容易变得不稳定。

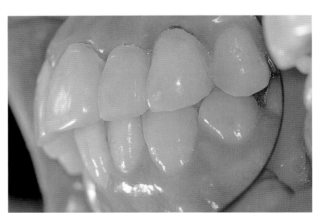

图4-4d 灵活运用临时修复体慢慢地恢复前牙咬合关系和前牙诱导形成后牙咬合分离的功能。控制下颌闭口运动。

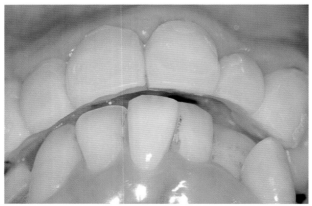

图4-4e 下颌位置和肌肉活动不稳定，通过临时修复体重建前牙诱导常常需要比较长的时间（3~6个月）。

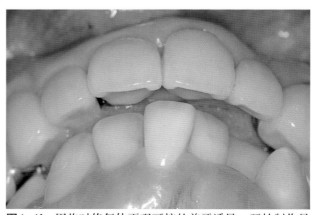

图4-4f 用临时修复体再现可控的前牙诱导，开始制作最终修复体。

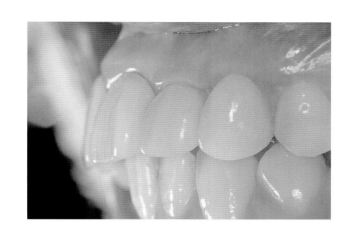

▶**图4-4g**　对于很多Ⅱ类1分类病例虽然形成了稳定的下颌位置，但是真正适应这样的下颌位置还需要很长时间。试戴最终修复体要不断地观察和调整。

※以下为前牙诱导形成后牙咬合分离要点的英文参考

As the result of cuspid and incisal guidance, there are no occlusal contact what so ever between the posterior teeth on either side during the entire eccentric movement of the mandible.

（Pameijer：1985）

第 5 章

原则4　长期咬合稳定（支持）

1. 长期咬合稳定（支持）

咬合治疗的目的是实现咬合稳定，怎样调控口颌系统的受力是咬合治疗成功的关键（参考第1章）。如果建立了前面介绍的后牙正中关系、前牙咬合关系及舒适的前牙诱导形成后牙咬合分离，那么就能大体上实现咬合稳定（参照第2章至第4章）。但是，为了长期保持咬合的稳定状态，必须长期控制咬合力，不断明确与各种各样要素的关系。

在日常临床工作中，如果观察10年以上的治疗结果，那么在进行过修复治疗、牙周治疗及正畸治疗的病例中，就会遇到明显咬合不稳定导致失败的病例。而且，如果给长期忍受咬合崩溃的初诊患者进行咬合诊断，就会发现咬合不稳定和咬合支持不足的原因有许多相同之处。

具体分析其原因，咬合稳定要素的分类如**表5-1**，在进行咬合治疗时必须注意这些要素。治疗前应该牢记这些要素的改善和消除，治疗后这些要素可能会给咬合稳定造成紊乱，必须管控好这些要素。

表5-1　长期咬合稳定的三要素

长期咬合稳定的三要素		
功能压力 （Functional Force）	生理压力 （Biological Force）	功能异常压力 （Parafunctional Force）

（Iwata T：2002）

2. 咬合稳定要素

上下牙为了实现颞颌关节和肌肉协调的功能，前面描述的"原则1　后牙正中关系""原则2　前牙咬合关系""原则3　前牙诱导形成后牙咬合分离"必不可少（第2章至第4章）。而且，为了维持这样的咬合状态，上下后牙咬合必须长期稳定。

列举建立咬合稳定的要素，如**表5-2**。

1 功能压力

牙齿在行使功能时受到的力主要是咀嚼压力和吞咽压力。而且，这些功能压力最好沿牙齿的长轴方向传递。另外，根据牙周膜中感受器疼痛阈值的研究发现牙周膜对压力反应为长轴方向：侧方=1：1/3，牙齿长轴方向更耐压。

表5-2　建立咬合稳定的要素

功能压力	生理压力	功能异常压力
①咀嚼压力和吞咽压力	①肌肉的力（唇颊舌方向）	①夜磨牙
②牙齿长轴方向咬合压力	牙弓形态的决定要素	②咬合力强且
近远中稳定：闭合中止点和平衡点	②牙周膜韧带（近远中方向）	作用时间长
颊舌稳定：A-B-C接触	牙槽横纤维和邻面接触	侧方压力
③牙周膜疼痛阈值和咬合压力	③牵引力（垂直方向）	牙周组织状况
长轴压力：侧方压力=1∶1/3	牙齿伸长	
④牙齿行使功能时不仅向长轴方向动	牙周组织牵引	
摇，而且也向水平方向动摇	牙槽嵴突起	咬合磨耗
		松动
		牙齿移动

由于后牙咬合力沿长轴方向传递，所以通常认为咬合接触有以下模式：

A：尖和面的咬合接触（Cusp to Surface）（**图5-1a**）。

B：点接触（Tripod）的咬合稳定（**图5-1b**）。

现在，普遍认为理想咬合关系非常重视咬合接触方式，在技术方面，后牙咬合面颊舌向形成A-B-C稳定接触，近远中向形成闭合中止点（Closure Stopper）和平衡点的稳定（Equalizer），使牙齿行使功能时产生的功能压力能够沿牙齿长轴方向传递（**图5-2a～c**）。

后牙在牙尖交错位咬合时近远中向通过闭合中止点和平衡点保持稳定。特别在阻止下颌向前方偏移时闭合中止点起非常重要作用。

另一方面，颊舌向通过A-B-C接触维持稳定。特别是下颌牙的中央窝与上颌牙的舌尖形成的B-C接触非常重要。在临床上为了维持后牙稳定必须注意形成闭合中止点和B-C接触。

正畸治疗、修复治疗及牙周治疗中无论哪个治疗及全口牙修复治疗，如果能以后牙正中关系、前牙咬合关系及前牙诱导形成后牙咬合分离为基础形成正常的形态，那么通过理想的咬合接触方式进行咬合重建就有非常大的优点（**图5-3a～d**）。

可是，在日常实际临床工作中大部分上下前牙的相对关系不正常，没有形成正确的前牙咬合关系（例如安氏Ⅱ类1分类和开殆的病例），有时就不能实现理想的前牙诱导形成后牙咬合分离。因此，日常临床中也有必要优先考虑建立正中自由域（Freedom in Centric）的尖和面咬合方式。

虽然只是理论见解，但是如果考虑前牙磨耗、牙齿的生理动度、取咬合的精度、颞颌关节的稳定性等，那么也可以说保持3点接触咬合方式（理想的咬合接触方式）要求的5μm精度在力学上非常困难。

另外也有意见认为瞬间前牙诱导形成后牙咬合分离的病例不可能形成点接触咬合模式。

如果功能压力沿牙齿长轴方向传递，咬合就容易稳定。然而，仅仅满足这点维持咬合的长期稳定也非常困难。在临床工作中正确的做法是必须同时考虑紧接着将要说明的生理压力和功能异常压力的调控。

牙齿在行使功能时会向各个方向摇动，不仅沿长轴方向，还有水平方向（侧方）。因此，临床专业人员务必不要忘记使功能压力集中到长轴方向非常困难这样的事实。

功能压力

咬合力沿牙齿长轴方向传递的咬合接触方式

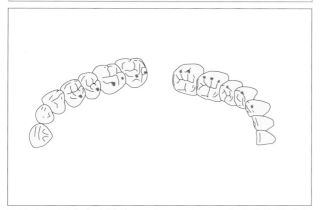

图5-1a　正中自由域（Freedom in Centric）尖和面的咬合接触。

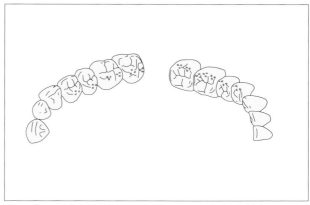

图5-1b　咬合接触（Gnathologic Contact）的点接触。

点接触形成的咬合稳定

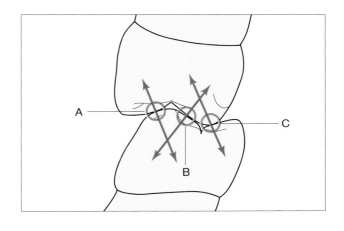

▶图5-2a　通过A-B-C接触实现颊舌向稳定。位于咬合面中央的B接触最重要。

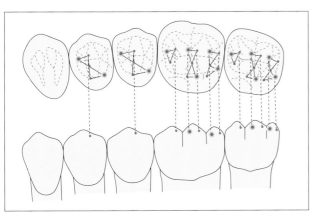

图5-2b　上颌闭合中止点（红色）和平衡点（蓝色）。通过这样的咬合接触实现近远中向咬合稳定。

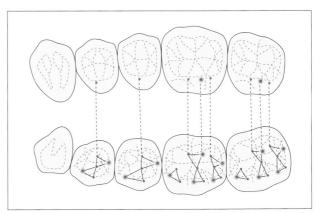

图5-2c　下颌闭合中止点（红色）和平衡点（蓝色）。闭合中止点特别重要。

理想咬合接触的咬合重建

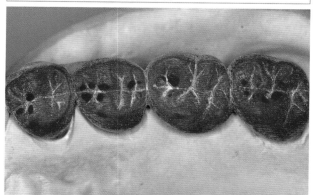

图5-3a　上颌后牙点接触。制作A-B-C接触和闭合中止点与平衡点形成理想的3点接触咬合方式（三脚架）。

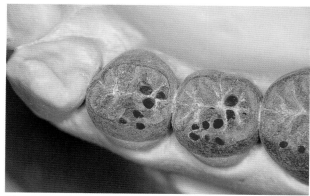

图5-3b　下颌后牙点接触。上下颌同时修复时容易制作。

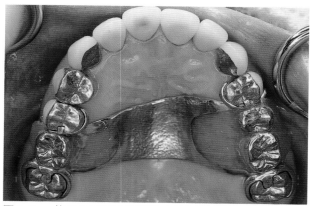

图5-3c　使用金属咬合面制作上颌后牙咬合接触。咬合力容易沿后牙牙齿长轴方向传递。

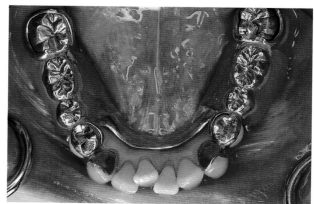

图5-3d　使用金属咬合面制作下颌后牙咬合接触。通过前牙诱导形成后牙咬合分离防止侧向力。

2 生理压力

与咬合稳定相关的生理压力有肌肉的力量、牙周韧带和邻面接触及牵引力[8,22-28]。

（1）肌肉的力量

牙弓形态是由舌形成向外侧的力和由唇颊形成向内侧的力相互对抗来维持。而且，牙齿在唇颊舌向的位置是由肌肉力量的平衡决定（图5-4a~c）。

与我们最切身且比较容易忽视的课题是睡觉时的姿势（Sleeping Posture）。左右任何一侧如果长时间保持偏侧姿势就寝状态，慢慢就会出现侧卧的缺陷和症状。

例如，右侧向下侧卧时下颌被挤压向上方形成偏向左侧的状态。然而，就寝时如果反复不断地做吞咽运动，在此过程中下颌就会被挤压向下方而回到右侧的状态。换句话说，下颌利用肌肉的强大力量进行闭口的同时，从左向右咬合，结果就会出现左侧尖牙牙尖和前磨牙颊尖磨耗及右后牙非工作侧牙尖干扰。

有这样侧卧习惯的人大概都会出现偏向下方一侧的症状。如果不改变睡觉姿势来维持肌肉力量的良好平衡，咬合异常就不会治愈（图5-5a~h）。

同样有肌肉力量不良影响的口呼吸病例呈现出前牙牙周组织退化和前牙的移动（出现中缝

生理压力

肌肉力量的影响

图5-4 肌肉力量和咬合稳定。

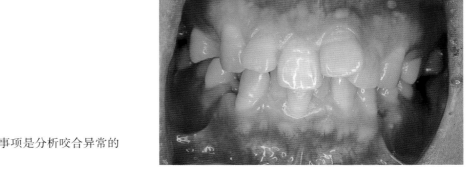

▶图5-4a 正畸治疗前非常重要的事项是分析咬合异常的原因。

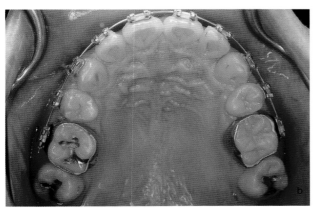
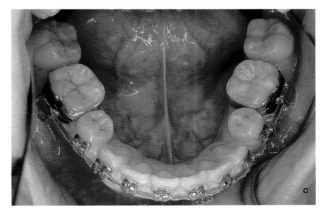

图5-4b，c 通过正畸治疗虽然形成了正常的咬合关系，但是如果不消除肌肉等形成异常生理压力的不良习惯，结果咬合异常还会复发。治疗前必须仔细检查舌习惯、口腔周围肌肉，特别是唇习惯等，认真思考治疗后的咬合稳定（※以下为本图的英文参考）。

尽管正畸治疗后咬合关系获得了优化，但是如果肌肉状态不平衡，错牙合畸形还可能复发。

Despite optimized occlusal relationship after orthodontic treatment, a malocclusion is likely to recur if the muscular environment is not in balance.

（Riedel：1975）

等）（参考第4章"原则3 前牙诱导形成后牙咬合分离" 图4-3a～r）。

不良的舌习惯可能形成安氏Ⅱ类1分类和开牙合，诊断时不要疏忽。正因为这些原因，结果很容易通过咬合异常带来颞颌关节病。

（2）牙周韧带（特别是牙槽横纤维）

有健康牙周组织支持的牙齿不容易移动，咬合也稳定。但是，一旦炎症波及牙周组织，特别

是牙周韧带，牙齿就会松动，就容易发生移动，并且咬合也会变得不稳定。这种情况下如果有咬合创伤和受到来自舌的肌肉压力，牙齿就会向颊舌向移动。牙周韧带与牙齿的位置和咬合稳定关系密切（图5-6a～c）。

（3）邻面接触

在临床上经常会遇到拔牙后随时间推移邻牙向缺隙方向倾斜。一旦失去邻面接触，牙齿就会

睡姿（Sleeping Posture）

图5-5 如果睡姿长时间偏向一侧，那么肌肉力量不平衡的结果就会导致颌位关系变化或颌骨变形。

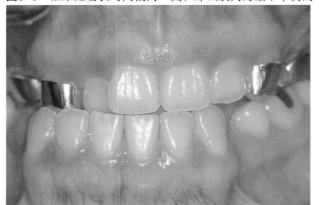

图5-5a 睡姿常年左侧侧卧导致的颌位关系变化。

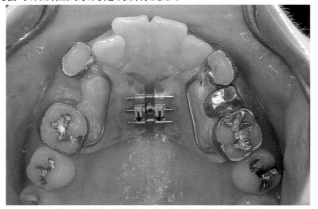

图5-5b 为了改善上颌骨生长畸形，使用快速扩弓。

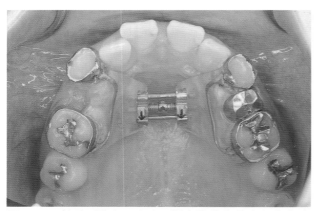

图5-5c 扩弓1周后。通过上腭中缝分离扩大矢状向中缝。

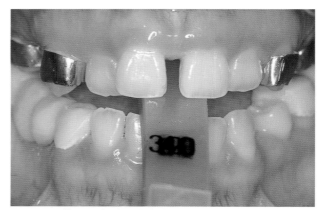

图5-5d 使用正中关系咬合片取正中关系。下颌安装临时修复体进行修复治疗。

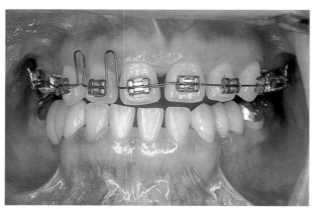

图5-5e 使用修复体修复下颌后牙，建立后牙正中关系。同时进行正畸治疗移动上前牙。

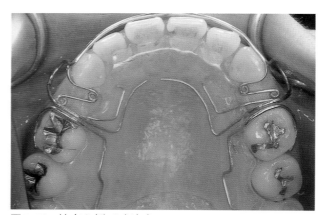

图5-5f 结束上颌正畸治疗。

向近中移动，咬合稳定就会损坏。使用全冠进行修复时邻面必须仔细恢复成面状接触。如果不能恢复这种形状的接触，牙齿就会移动，咬合就容易不稳定（**图5-7a~d**）。另外，治疗牙周韧带

退化和牙槽骨吸收的牙齿时，为了实现位置和咬合的稳定，必须把邻面连接固定（**图5-7e~i**）。作为实现牙齿位置稳定的要素，不能忽略健康牙周组织的邻面接触。

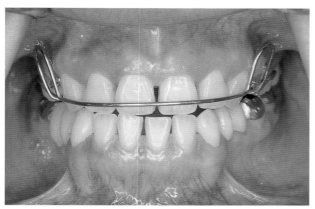

图5-5g　上牙列戴保持器。

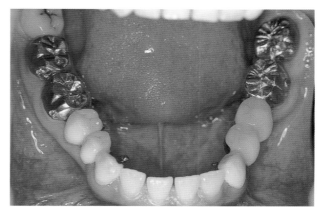

图5-5h　下颌咬合面。向患者说明仰卧睡姿的重要性并劝其接受。

牙周韧带

图5-6　牙周韧带与咬合稳定（a，b引用并根据K.H.Rateitschak等：Color atlas of dental medicine, Periodontology, Thieme.1989改动）。

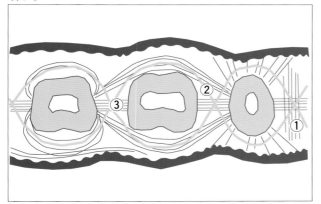

图5-6a　如果牙周韧带不健全，牙齿位置就会不稳定，结果咬合也不稳定。后牙牙龈纤维水平截面图。①龈牙纤维（绿色线）、②环形纤维（黄色线）、③越隔纤维（橙色线）特别重要。

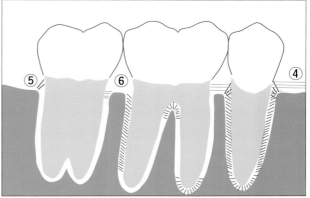

图5-6b　牙周纤维矢状断面。④越隔纤维（粉色线）、⑤牙槽嵴纤维（黑色线）、⑥牙槽横纤维（绿色线）对咬合稳定非常重要。

图5-6c　一旦牙周韧带炎症和牙槽骨吸收加重，牙齿就容易移动，咬合就会不稳定。

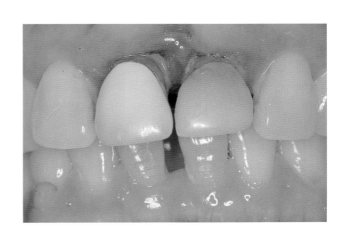

邻面接触

图5-7 邻面接触与咬合稳定。

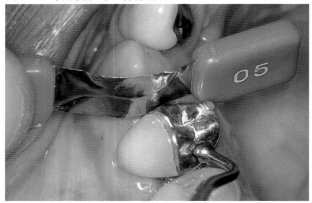

图5-7a 一旦邻面接触丧失，牙齿就容易移动。结果咬合就会不稳定。

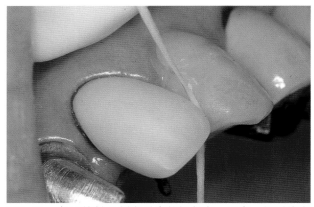

图5-7b 邻面接触必须有适当的松紧度。通常一根牙线在邻面压入时要有一定的压力。

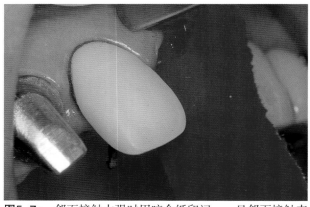

图5-7c 邻面接触太强时用咬合纸印记。一旦邻面接触丧失，邻牙就容易移动（※以下为英文参考）。

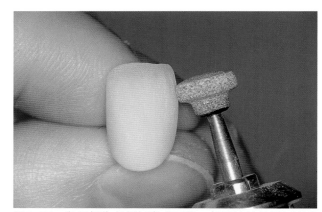

图5-7d 印记部位必须打磨成面状。邻面接触必须打磨成宽广的面状才能实现牙齿和咬合的稳定。

临床证实拔牙后邻牙容易向拔牙间隙移动。

It is clinically proven by the tendency for the teeth that are adjacent to extraction socket to approximate after extraction.

(Hirschfeld : 1937, Pieton : 1973)

邻面连接固定

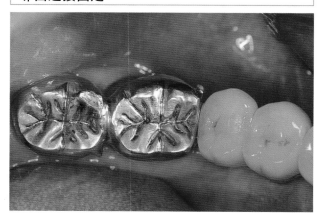

◀图5-7e 牙周组织支持弱的病例和邻牙连接固定实现牙齿与咬合的稳定。

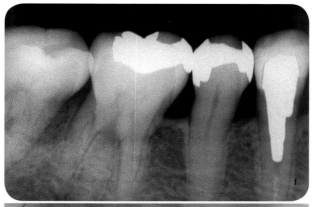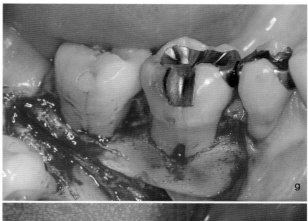
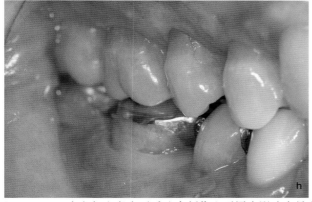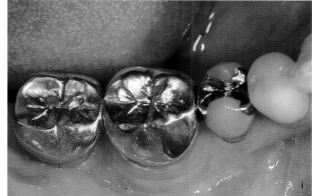

图5-7f~i　中老年患者磨牙受咬合创伤和牙周病影响容易发生移动。通过修复治疗连接固定实现牙齿和咬合的稳定。

3 功能异常压力

咀嚼和吞咽功能以外上下颌牙出现的"咬牙（Clenching）"和"磨牙（Grinding）"总称为磨牙症。在此过程中牙齿受到的咬合力就为功能异常压力（Parafunctional Force），这是导致牙齿移动、磨耗或咬合不稳定的主要原因[8,10,22,29-30]。

夜磨牙症（Nocturnal Bruxism）比睡醒（Diagonal Bruxism）时给口颌系统带来不良影响的功能异常压力更显著（**表5-3，图5-8~图5-10**）。

维持咬合稳定时，功能异常压力特别是夜磨牙带来的不良影响非常大。

后牙在功能压力作用下不仅向牙齿长轴方向移动，而且也向水平方向移动。这种咬合压力比磨牙症产生的侧方压力要小得多。功能异常压力由咬肌和翼内肌活动产生。这些肌肉可引起牙齿-牙周组织-颞颌关节损伤。

有关功能异常压力的病因在后面章节介绍，其治疗方法使用松弛型殆垫非常有效（**图5-11a，b**）。这种殆垫睡觉时佩戴，只有前牙咬合接触，后牙完全没有咬合接触。结果是抑制睡觉时咬肌和翼内肌活动，避免激烈磨牙。

表5-3　功能异常压力和咬合稳定

强咬合力 长时间 侧方压力 牙周组织状况	→	磨耗 牙齿松动 牙齿移动	→	咬合不稳定

功能异常压力

夜磨牙危害性

图5-8　夜磨牙与功能异常压力。

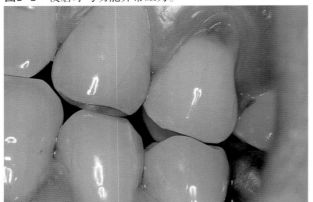

图5-8a　前磨牙出现的磨耗平面。此平面是长时间功能异常压力形成的咬合磨耗。

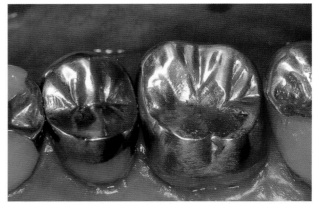

图5-8b　磨牙咬合面出现的磨耗平面。这是磨牙咬合面典型的咬合磨耗。

磨耗的牙列

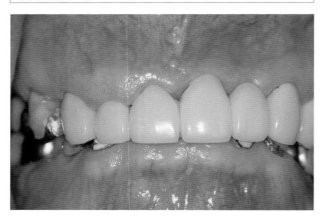

◀图5-9a　功能异常压力危害性。牙列过度磨耗导致垂直距离降低、前牙深覆𬌗及安氏Ⅱ类错𬌗。

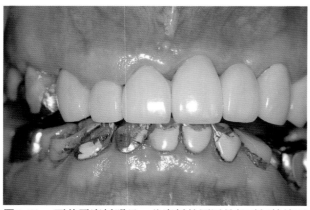

图5-9b　下前牙磨耗明显。此磨耗的原因是长时间持续不断的不良磨牙习惯。

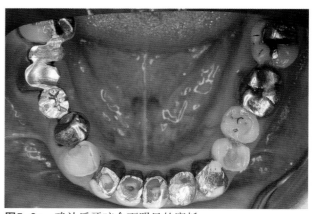

图5-9c　确认后牙咬合面明显的磨耗。

崩瓷

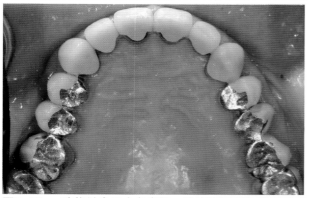

图5-10a 功能异常压力危害性。重度磨牙症导致后牙咬合面到颊面崩瓷病例的上颌咬合面。由于金属咬合面没被破坏，所以保持了垂直距离，避免了前牙破损。

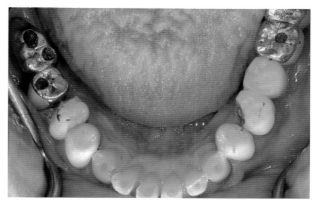

图5-10b 相同病例的下颌咬合面。咬合面崩瓷。从下颌前牙的磨耗状态发现本病例存在明显的磨牙症。修复治疗时必须考虑功能异常压力。

松弛型𬌗垫的应用

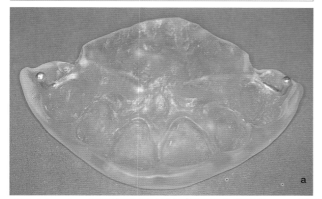

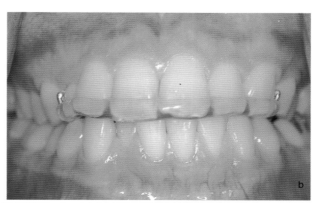

图5-11a，b 出现磨牙症时最好使用松弛型𬌗垫。a：松弛型𬌗垫组织面。b：口内唇面。睡觉时后牙咬合面没有咬合接触才能预防磨牙症的不良习惯。

尽管正畸治疗后咬合关系获得了优化，但是如果肌肉状态不平衡，错𬌗畸形还可能复发。

Despite optimized occlusal relationship after orthodontic treatment, a malocclusion is likely to recur if the muscular environment is not in balance.

(Riedel：1975)

第 6 章

日常临床咬合模式

1. 修复与咬合

日常临床工作中简单修复（单冠和桥）占的比例很大。通过修复进行咬合再建的目的就像第1章"咬合治疗的基本原则"介绍的那样实现咬合稳定。并且，实现把咬合压力均匀地分散到全部牙齿的咬合治疗目标。

复杂修复（通过全口牙修复进行咬合重建等）是实现咬合治疗的基本原则（参考第1章），可获得咬合的长期稳定。

和简单修复的区别是口内余留牙咬合状态（牙尖交错位和前牙诱导等）和新修复体的协调。也就是修复结果必须维持现有的咬合稳定并且避免咬合创伤。

本章在进行简单修复时重视咬合精度，以明确的概念为基础，探索简便日常临床实践的咬合模式。

2. 后牙咬合模式 [10,13,31–36]

1 后牙咬合模式理论与临床课题

制作后牙咬合面形态时需要注意的事项很多，在概念方面应该把握以下内容。

①咬合力沿后牙长轴方向传递

②偏离正中关系运动时避免牙尖干扰

③咬合功能异常（Parafunction）的分析和处置

（1）长轴方向压力的课题

咬合力沿后牙长轴方向传递的目的是提倡A-B-C接触（颊舌向稳定）和闭合中止点与平衡点（近远中向稳定）、尖对窝和点咬合接触、尖对边缘嵴和面咬合接触等咬合模式［参考第5章"原则4 长期咬合稳定（支持）"］。这些理想的咬合模式适用于上下后牙同时咬合重建。

然而，单颌单冠和三单位固定桥受对颌牙咬合面形态影响，形成咬合接触时完美再现前面所述的理想咬合模式比较困难。

（2）避免牙尖干扰的课题

对后牙咬合面形态造成最大影响的因素是偏离正中关系运动时上下颌关系。为了不形成牙尖干扰，必须认真设计牙尖高度、窝沟深度与方向及边缘嵴高度和方向。

避免后牙牙尖干扰不能忽视前牙咬合模式。如果不同时兼备恰当的上下前牙咬合关系和前牙诱导，上下后牙咬合分离（偏离正中关系时的咬合分离）就难以实现。

（3）咬合功能异常的课题

技工室难以把握的一个问题就是咬合功能异常。这种咬合功能异常对咬合面造成的影响因人而异。

由于下颌属于Ⅲ类杠杆，所以一般情况下越靠近后方的后牙越容易遭受伤害。其原因是咬肌和翼内肌活动异常，其结果出现后牙咬合面研钵状磨耗和功能尖磨损。为了把牙齿和牙周组织的咬合创伤降到最低，必须重点考虑咬合面形态。

重度咬合功能异常的病例和安氏Ⅱ类1分类（开𬌗）错𬌗由于后牙咬合面不可避免牙尖干扰，所以睡觉时前牙部位必须佩带松弛型𬌗垫（参考**第3章图3-2c～h**）。

2 简单修复的临床咬合模式

即使进行单冠、三单位桥等简单修复时，也必须进行全口咬合诊断，安装完修复体不能改变全口功能的协调。为了使后牙𬌗面形态与现有口腔功能协调，最好灵活应用牙尖1对1咬合接触和过补偿再现。具体如下。

①功能尖与对颌牙中央窝咬合接触，确保牙尖1对1咬合接触

（a）下颌牙颊尖与上颌牙中央窝咬合接触（A-B接触）

（b）上颌牙舌尖与下颌牙中央窝咬合接触（B-C接触）

②仔细观察后牙咬合小斜面，分析、形成下颌侧移

（a）迅即侧移（非工作侧）

（b）Bennett运动（工作侧）

③过补偿𬌗面形态（过补偿再现）

（a）降低边缘嵴，减缓倾斜度

（b）𬌗面沟浅且宽

（c）在牙尖通过的路径设置𬌗面沟

④金属𬌗面无光泽处理（喷砂）和夜磨牙导致牙尖干扰（干扰部位就会局部变得光亮）的评判及调𬌗

3 牙尖1对1咬合接触模式

①前牙咬合关系和前牙诱导恰当，并且上下

颌后牙同时修复的病例，牙尖交错位后牙𬌗面可以形成A-B-C接触、闭合中止点及平衡点（**图6-1a，b**）

②单颌后牙单冠和桥修复病例形成牙尖1对1接触的咬合模式（**图6-1c**）

（a）下颌牙颊尖和上颌牙中央部位形成A-B接触或颊侧集中咬合（Buccalized Occlusion）

（b）上颌牙舌尖和下颌牙中央部位形成B-C接触或舌侧集中咬合（Lingualized Occlusion）

图6-4和图6-5表示牙尖1对1咬合接触（**图6-2，图6-3**）的蜡型制作法。

4 通过前牙诱导形成后牙咬合分离避免牙尖干扰

前牙诱导不足的病例在不干扰髁道的范围内形成𬌗面的牙尖倾斜。但是，为了防止夜磨牙时形成功能异常压力，睡觉时前牙部位最好佩戴松弛型𬌗垫（参考第3章**图3-2c～h**）。

5 过补偿再现（Guichet, 1970）

简单修复为了避免后牙咬合面牙尖干扰，技师在𬌗架上制作修复体时最好形成过补偿的𬌗面形态（**图6-6a～c**）。实际操作时把𬌗架的矢状髁道斜度调小、侧方髁道角度调大，把修复体𬌗面牙尖斜度做小、𬌗面窝沟做浅。

结果，椅旁就可以最小限度调整偏离正中关系时的咬合。而且，也可以抑制磨牙症产生的咬合创伤。

后牙咬合模式

上下后牙修复

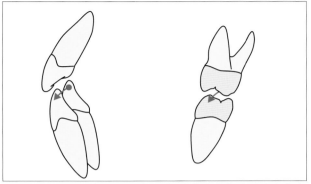

图6-1a 前牙咬合关系正常, 前牙诱导形成后牙咬合分离恰当的病例。

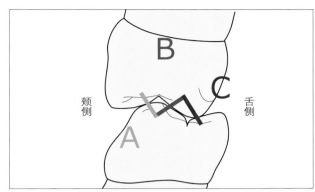

图6-1b 修复学理想咬合: A-B-C接触(后牙颊舌向稳定)。上下后牙同时修复情况下可以形成修复学理想咬合(A-B-C接触)。

单颌后牙修复

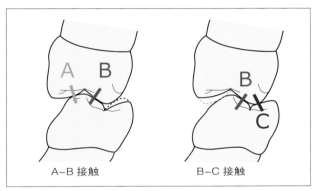

▶**图6-1c** 日常临床咬合模式。后牙牙尖1对1咬合接触。A-B接触或B-C接触。

上颌后牙修复

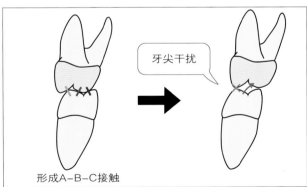

▶**图6-2a** 只修复上颌后牙时如果勉强形成A-B-C接触, 闭口时就会出现牙尖干扰。

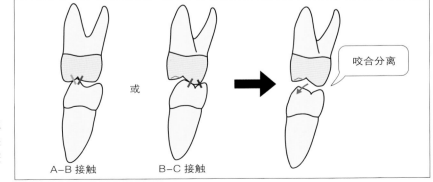

▶**图6-2b** 牙尖1对1咬合接触(A-B接触或B-C接触)。根据对颌牙形态决定牙尖接触。容易避免牙尖干扰, 而且也容易获得咬合稳定。

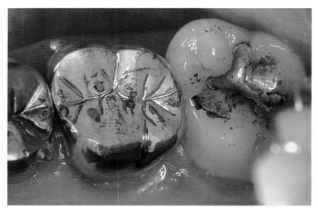

图6-2c 上颌磨牙临床病例（A-B接触）。

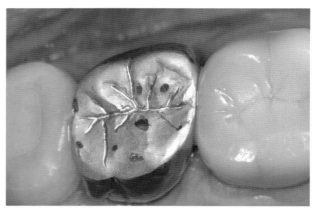

图6-2d 上颌磨牙临床病例（A-B接触）。

下颌后牙修复

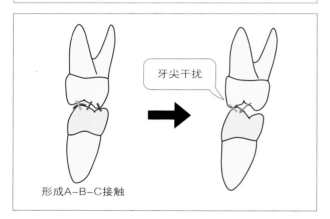

◀图6-3a 只修复下颌后牙时如果形成理想咬合，就会出现牙尖干扰。如果进行调殆，多数情况下就会损伤重要的牙尖交错位稳定。

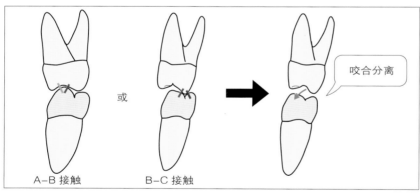

◀图6-3b 牙尖1对1咬合接触（A-B接触或B-C接触）。偏离正中关系时的牙尖干扰几乎没必要调整。只调整高度就可以实现咬合稳定。因此，不仅容易提高调殆的精度，而且也容易保持咬合接触。

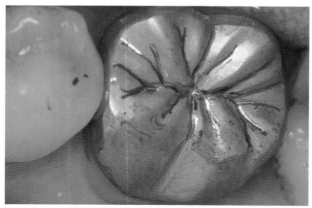

图6-3c 下颌磨牙临床病例（A-B接触）。

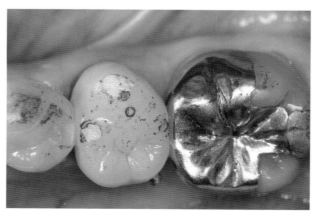

图6-3d 下颌前磨牙调殆的临床病例（A-B接触）。

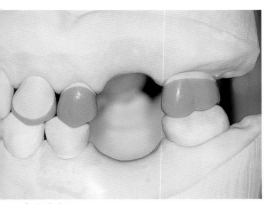

咬合状态颊面。

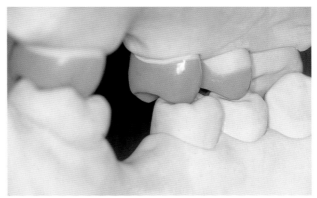

图6-5e　咬合状态舌面。

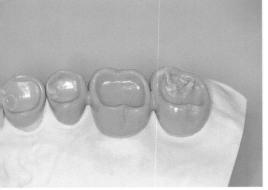

形成下颌颊尖压痕。

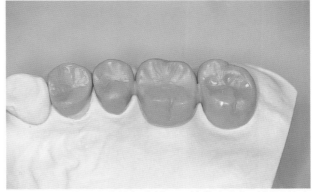

图6-5g　制作牙齿其他部位蜡型，始终注意与对颌牙的咬合关系。

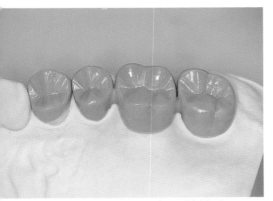

把压痕最深的部位作为中央窝，雕刻主沟。

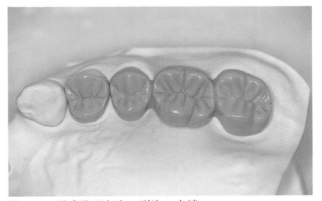

图6-5i　形成𬌗面主沟、副沟、尖嵴。

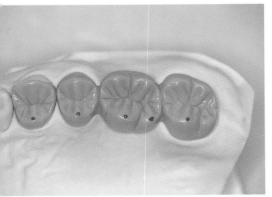

让上颌舌尖咬合在下颌牙中央沟窝形成牙尖1对1蚀。只形成B-C接触。

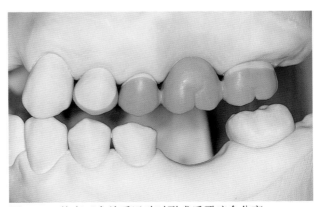

图6-5k　偏离正中关系运动时形成后牙咬合分离。

75

重建过补偿避免牙尖干扰

▶ 修复体牙尖斜度设置法（矢状面）

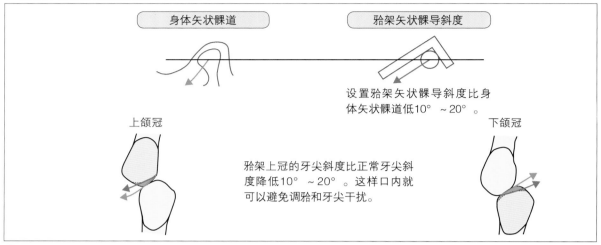

图6-6a

▶ 修复体牙尖斜度设置法（冠状面）

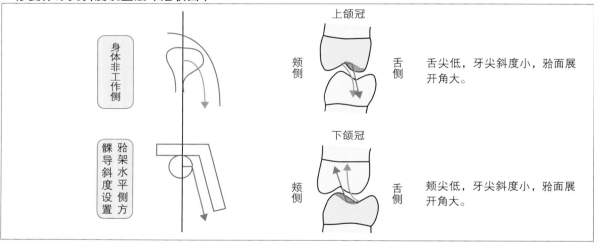

图6-6b

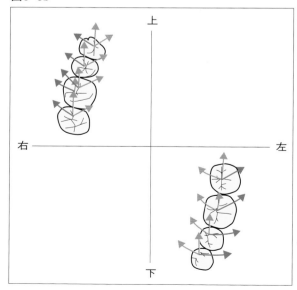

图6-6c

◀ 修复体牙尖高度和窝沟深度设置法（水平面）
黄色箭头：前方运动路径。
红色箭头：非工作侧运动路径。
绿色箭头：工作侧运动路径。

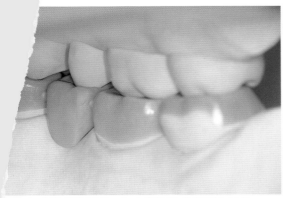

4i 完成蜡型的舌面。和上颌牙舌尖无咬合接触。

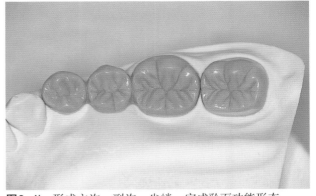

图6-4j 形成主沟、副沟、尖嵴，完成𬌗面功能形态。

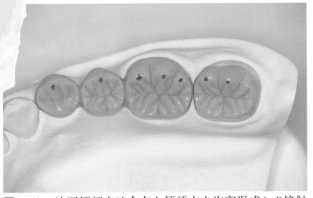

图6-4k 让下颌颊尖咬合在上颌牙中央沟窝形成A-B接触的牙尖1对1咬合接触。

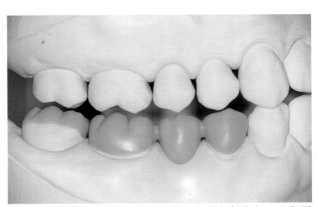

图6-4l 偏离正中关系运动时形成后牙咬合分离，避免牙尖干扰。

上颌后牙蜡型制作的方法

图6-5 上颌后牙牙尖1对1咬合接触蜡型制作方法。上颌舌尖与下颌中央沟窝咬合的蜡型制作方法（B-C接触模式）。

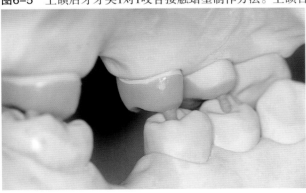

◀图6-5a 在上颌后牙舌侧树立锥形尖。让锥形尖与下颌牙中央沟窝接触。

图6-5b 在颊尖位置也树立锥形尖。

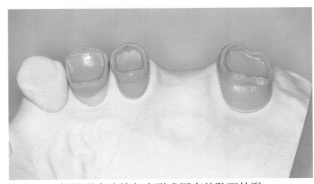

图6-5c 把锥形尖连接起来形成固有的𬌗面外形。

3. 前牙咬合关系

牙尖交错位上下前牙虽然无咬合接触，但处于无限接近系（Anterior Coupling）。其间隙为10~20μm，具体就是1张咬合记录条的厚度。

牙尖轻轻咬合时，咬合记录条可以无阻力轻松抽出。

即使牙尖紧咬时，位于上下前牙之间的咬在很小阻力状态下抽出（参考第3章"原则系"）。

. 通过交叉安装法再现前牙诱导形成后牙咬合分离

下颌只要做偏离正中关系运动，前牙就会诱导下颌向后牙就会出现分离，这种状态叫作前牙诱导后牙咬合分参考第4章"原则3 前牙诱导形成后牙咬合分离"）。偏离正中关系运动过程中后牙不发生咬合干扰即形成咬离，对于缓解口颌系统应力非常重要。

另一个重要因素是下颌开闭口运动过程中前牙无阻力诱特别不希望倾斜太大的前牙诱导限制闭口过程的状况。

良好咬合就是上下颌运动无障碍。通常是指后牙离且无上下颌运动障碍、前牙诱导舒适、能够避免后干扰等，多数情况是关注前牙诱导形成后牙咬合分离运动由肌肉支配，不能忽视前牙也应该形成肌肉运动咬合关系这一前提。

临床上前牙诱导形成后牙咬合分离的重建方法如和图6-7~图6-11所示。

前牙诱导形成后牙咬合分离重建方法。无阻力和摩擦力的舒适诱导、完美的外观、顺畅的发音功能、与口唇接触感等，用临时修复体反复

以上操作可以把临时修复体形成的舒适前牙

⑤在同一𬌗架上保持对颌牙列模型不变，使用取得的咬合关系安装工作模型（交叉安装法）。在同一𬌗架上更换临时修复体模型和工作模型的方法叫作交叉安装法（Cross Mount）

④在𬌗架切导盘上用自凝塑料形成前牙诱导个别切导盘

③把临时修复体模型和对颌牙列模型安装到𬌗架上

②面弓转移和取牙尖交错位咬合关系

①把临时修复体安装在口内取牙列印模。灌注石膏模型作为临时修复体模型

图6-4 下颌后牙牙尖1对1咬合接触蜡型制作法。下颌颊尖与上颌中央沟窝咬合的蜡型制作法（A-B接触模式）。

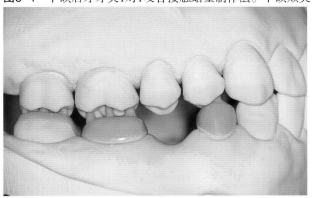

图6-4a 在下颌后牙颊侧树立锥形尖。让锥形尖与上颌牙中央沟窝接触。

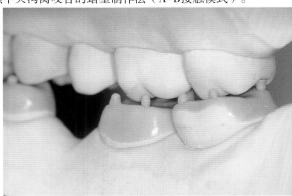

图6-4b 在舌尖位置树立锥形尖。树立时考虑殆面固有宽度。

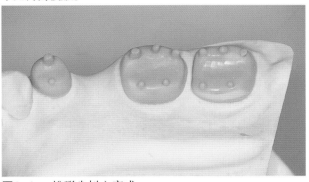

图6-4c 锥形尖树立完成。

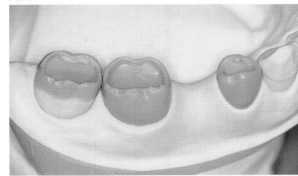

图6-4d 把锥形尖连接起来形成殆面外形。

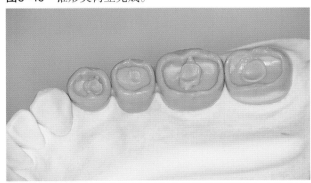

图6-4e 使用上颌后牙舌尖的压痕形成下颌牙中央沟窝的走向。

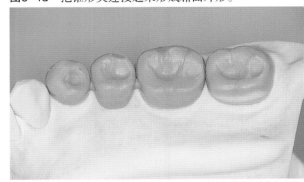

图6-4f 制作牙齿其他部位蜡型，始终注意与对颌牙的合关系。

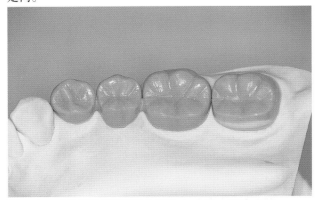

图6-4g 把压痕最深的部位作为中央窝，雕刻主沟。

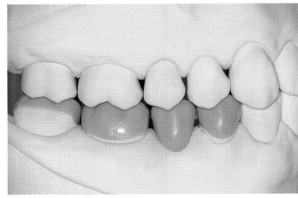

图6-4h 完成蜡型的颊面。

也可以

咬合关

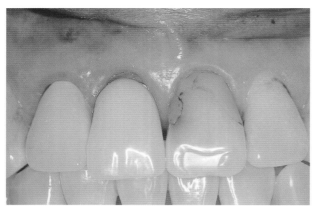

图6-7a 治疗前唇面。计划③21|①②桥修复。主诉要求前牙根尖病变治疗及改变美观。

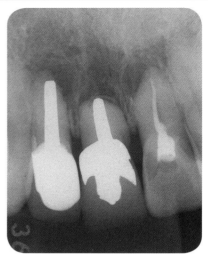

图6-7b 前牙X线片。计划拔除21|。

咬合分

牙牙尖

下颌

办调的

表6-1

步骤Ⅰ 临时修复体口内调整

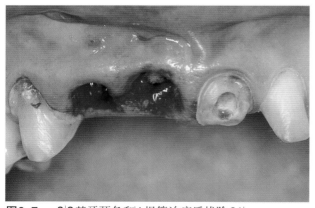

图6-7c 3|2基牙预备和1|根管治疗后拔除21|。

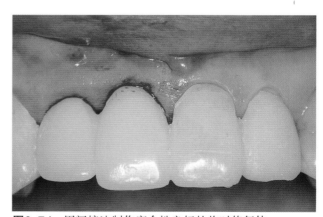

图6-7d 用间接法制作密合性良好的临时修复体。

调整的

在口内调整临时修复体咬合，给前牙舌面形成无阻力且顺畅的前牙秀寻

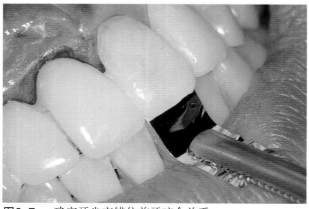

图6-7e 确定牙尖交错位前牙咬合关系。

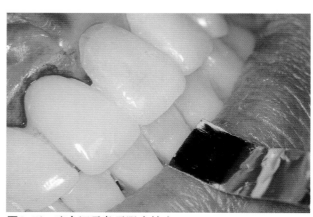

图6-7f 咬合记录条无阻力抽出。

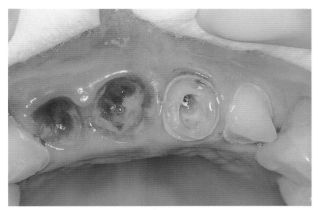

图6-7g　拔牙2周后黏膜愈合状况。

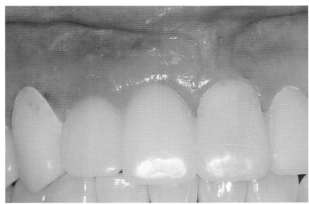

图6-7h　按照每周1次的计划进行颈缘高度和牙冠形态调整、桥体盖嵴面卵圆形调整、前牙咬合关系确认及前牙诱导形成后牙咬合分离的舌面调整等。

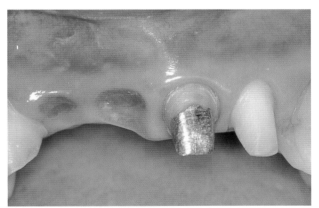

图6-7i　8周时黏膜愈合状况。

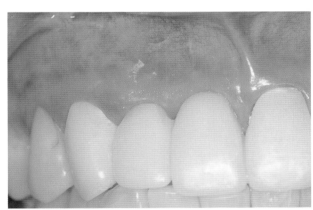

图6-7j　评价前牙美观是否符合要求、发音及与口唇接触感觉是否舒适、前牙诱导功能是否建立。

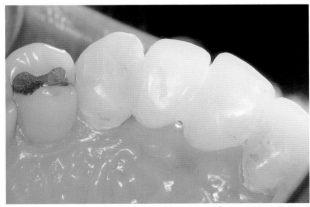

图6-7k　此阶段必须特别仔细检查是否建立了无阻力前牙诱导形成后牙咬合分离。

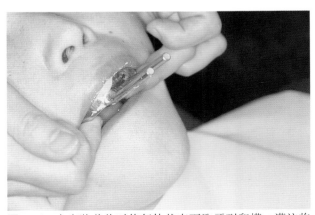

图6-7l　在安装着临时修复体状态下取牙列印模，灌注临时修复体模型。

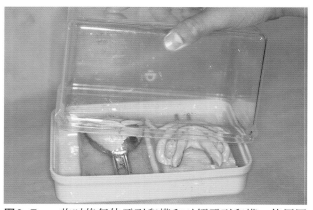

图6-7m　临时修复体牙列印模和对颌牙列印模。使用网状托盘取藻酸盐印模。

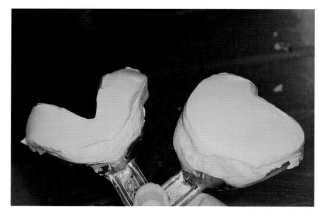

图6-7n　灌注石膏，制作临时修复体模型和对颌牙列模型。

步骤Ⅱ　临时修复体模型

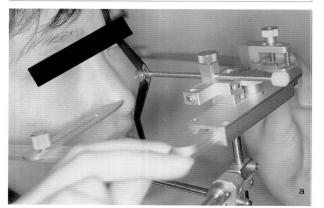

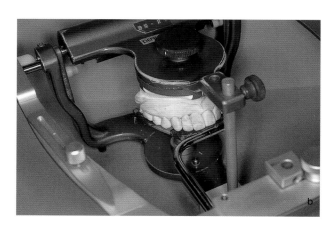

图6-8a，b　面弓转移并把上颌临时修复体模型安装到𬌗架上。

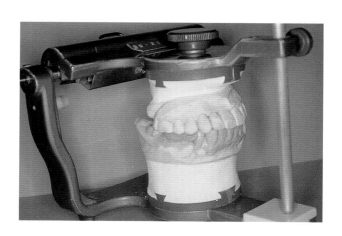

◀图6-8c　把对颌牙列模型（下颌）通过牙尖交错位取得的咬合关系安装到𬌗架上。

步骤Ⅲ 切导盘调整

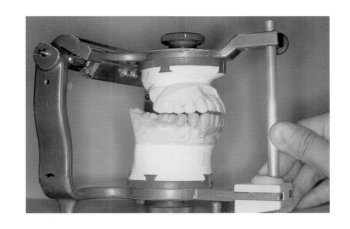

▶图6-9 用自凝塑料在切导盘上再现临时修复体模型前牙诱导。

步骤Ⅳ 把工作模型安装到𬌗架上

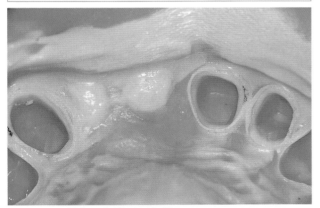

图6-10a 制作工作模型用印模。

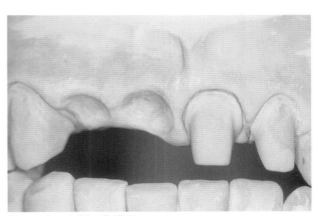

图6-10b 上颌工作模型。

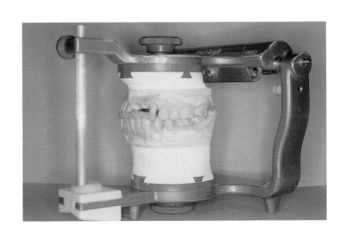

▶图6-10c 撤下临时修复体模型，使用取得的咬合关系安装工作模型和对颌模型。这样就能构建想象的上前牙应该形成的前牙诱导。

步骤Ⅴ 金属烤瓷桥制作

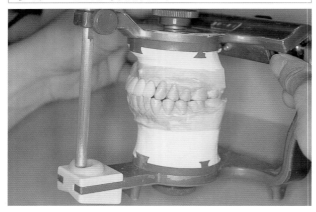

◀图6-11a 在制作金属烤瓷桥时以切导盘为基准构建前牙诱导形成后牙咬合分离。

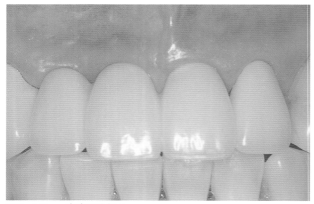

图6-11b 治疗后唇面。

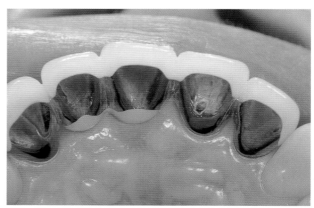

图6-11c 治疗后舌面。

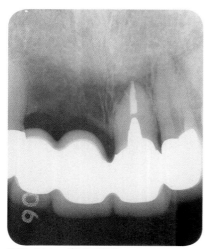

图6-11d 前牙X线片。

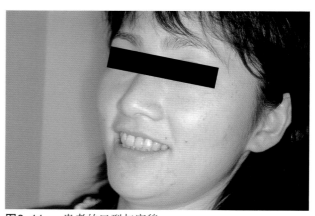

图6-11e 患者的口型与容貌。

第 7 章

颞颌关节病诊断与治疗

1. 颞颌关节病

来院患者主诉颞颌关节周围或头部、面部、颈部感觉不适和疼痛，开口受限、咀嚼障碍、牙齿过敏、咬合疼痛、咬合异常等，大部分属于颞颌关节病（TMJ Disorders）的慢性非感染性疾病，其原因被归结为精神压力和咬合异常。

然而，最近注意到这种疾病病因与症状的复杂程度和疼痛表现形式的多样性，于是冠以颅颌（Craniomandibular）、口颌（Stomatognathic）或肌筋膜疼痛（Myofascial）等用语的"功能障碍综合征（Disfunction Syndrome）"来命名。并且，治疗也倾向于由多个诊疗科室协同进行，而不是由一个科室单独来完成。

遗憾的是作为牙科开业医生来说综合医疗途径在现实中不能实现。综合医院疼痛门诊和口腔外科门诊的方法是使用药物控制疼痛，然而这个事实也是所有牙科医院凑合应对的没有办法的办法。尽管药物种类多种多样，但是对于少数颞颌关节病患者还是不可能完全应对。无论神经内科或精神病科的方法，还是牙科的方法，这样的事实无论如何都不可以回避。而且，这种疾病主要原因之一是精神压力，牙科医生即使判明压力的原因，也不能消除。

另外，站在整形外科或推拿按摩的立场，通过矫正身体的不适也可以改善这种疾病的治疗，可是没有经过物理治疗专业学习进行治疗非常危险。

综上所述，很多情况下牙科医生对于这种疾病也无能为力。但是，压力和其他任何原因一旦在口颌系统出现症状，牙科医生就能很好地应对，而且经验丰富。特别是来自上下颌牙咬合的症状，牙科医生就是专家。本章从日常临床的角度探讨牙科医院可以应对的牙源性颞颌关节病的诊断与治疗方法。

2. 颞颌关节病鉴别诊断方法

1 医源性颞颌关节病与牙源性颞颌关节病的鉴别

目前，颅颌面颈部疼痛根据发生部位不同分为血液循环、神经、肌筋膜、颌内及颞颌关节5类。诊断时必须明确疼痛发生在哪个部位。血液循环和神经的疼痛应该依靠一般医学治疗。肌筋膜、颌内及颞颌关节疼痛作为牙源性颞颌关节病最好由牙科医生协同治疗。由咬合引起牙源性颞颌关节病的治疗是牙科医生的专业。

医源性颞颌关节病与牙源性颞颌关节病的鉴别诊断（载荷试验方法：表7-1"鉴别1"）

作为颞颌关节病鉴别诊断的有效方法，运用病因部位的"载荷试验方法（Loading Test）"进行说明（**表7-1**）。

载荷试验方法是在前牙部位咬正中关系咬合片5~10分钟，两侧颞肌及翼外肌上头收缩，两侧翼外肌下头松弛，并且颞颌关节盘-髁复合体和关节结构受力。

载荷试验过程中患者主诉的颞颌关节周围和肌肉疼痛如果没有加强，就可以鉴别为医源性颞颌关节病，应该劝说患者去普通医院特别是疼痛门诊就诊。另一方面，载荷试验过程中颞颌关节周围和肌肉如果呈现放射性疼痛，就可以鉴别为牙源性颞颌关节病，应该进行下一步鉴别诊断。

2 牙源性颞颌关节病的鉴别

（1）牙源性颞颌关节病的鉴别诊断（载荷试验方法：表7-1"鉴别2"）

牙源性颞颌关节病中需要鉴别肌筋膜性、颌内性及颞颌关节性。

前面载荷试验结束后去除前牙部位正中关系咬合片，停止咬合，如果患者颞颌关节周围和肌

表7-1　颞颌关节病鉴别诊断的方法与殆垫的区别使用

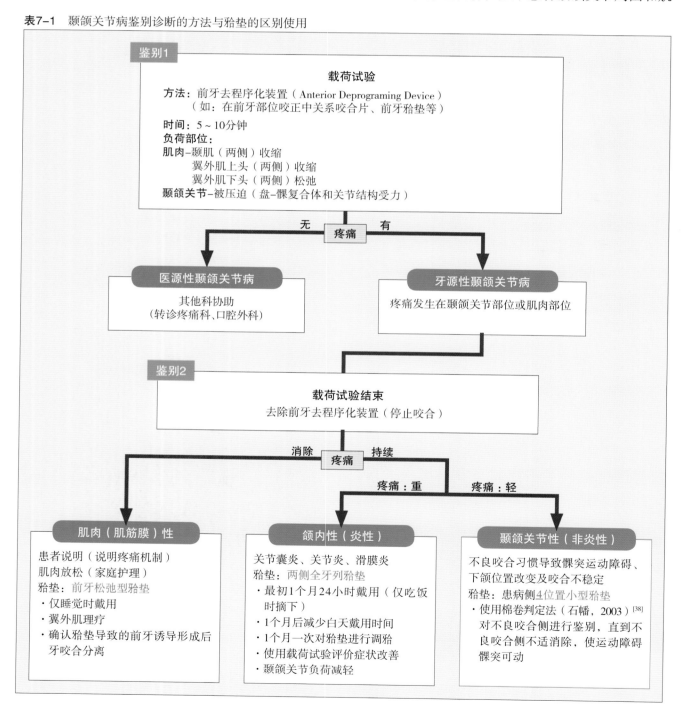

肉疼痛立刻消失，就可以诊断为肌筋膜性。载荷试验结束后即使停止咬合，患者颞颌关节周围疼痛如果仍然呈放射性且不消失，就可以诊断为颌内性或颞颌关节性。通过疼痛强弱和不良咬合习惯的有无进一步区分颌内性（炎性）和颞颌关节性（非炎性）。

（2）肌筋膜牙源性颞颌关节病的辅助鉴别诊断（Krough Poulsen肌肉触诊法）

主诉由咀嚼肌和面部肌肉痉挛引起颞颌关节病不适症状的患者经常可以遇到。通常所说肌肉问题导致的症状与其他原因引起症状的有效鉴别诊断方法是Krough Poulsen肌肉触诊法（Krough Poulsen's Muscle Palpation）。其内容与诊疗技术如表7-2和图7-1a～s所示。通过肌肉触诊如果发现咬合原因导致肌肉痉挛、肌肉疼痛及肌肉过度紧张等症状，那么最好选择前牙松弛型𬌗垫进行治疗。

表7-2　Krough Poulsen肌肉触诊法辅助鉴别诊断

（1）最大张口度
（2）下颌移位
（3）颞颌关节杂音
　　弹响音（Click）：关节盘移位
　　捻发音或摩擦音（Crepitus）：关节盘移位或穿孔
　　破碎音（Popping）：关节盘移位或变性
（4）肌肉触诊
　　①颞颌关节　　　　　　⑦二腹肌
　　　（外侧面与外耳道）　⑧翼内肌
　　②咬肌（浅层与深层）　　（口内与口外）
　　③颞肌（前部与后部）　⑨颊肌
　　④头顶部　　　　　　　　（口内肌肉突起部位）
　　⑤颈后部　　　　　　　⑩翼外肌
　　⑥胸锁乳突肌　　　　　　（口内）
　　　（上部与下部）

肌筋膜牙源性颞颌关节病的辅助鉴别诊断——Krough Poulsen肌肉触诊法

最大张口度与下颌移位

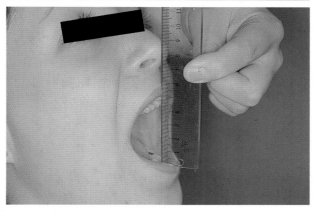

▶**图7-1a**　最大张口度。用塑料直尺测量最大张口位时上下前牙切缘间距离。大概3根手指并列宽度（40～45mm）为正常目标。可以诊断两侧翼外肌下头的活动性。

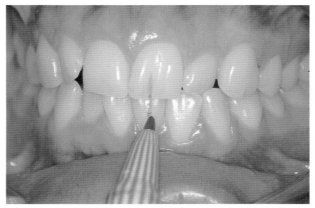

图7-1b　下颌移位。牙尖交错位直线标注上下切牙位置。

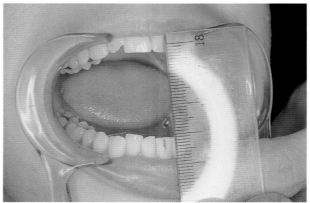

图7-1c　评价最大张口位时直线偏离。下颌偏向于肌肉活动性差的一侧。偏移的方向就是患侧。

颞颌关节杂音

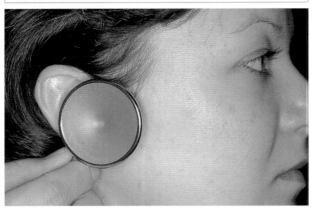

◄**图7-1d** 用内科听诊器检查开闭口时颞颌关节杂音。一旦关节盘移位、变性或翼外肌上头和下头收缩不协调导致盘-髁复合体运动紊乱，就会产生杂音。

颞颌关节触诊

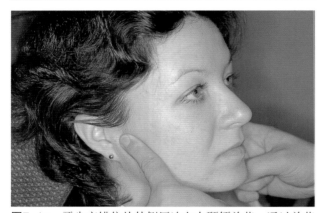

图7-1e 牙尖交错位从外侧压迫左右颞颌关节。通过关节囊及周边有无疼痛进行诊断。

图7-1f 把小拇指插入两侧外耳道并拉向前方，给颞颌关节后方施加压力。如果无疼痛和极强的压迫感，就表示正常。

肌肉触诊

▶**咬肌浅层**

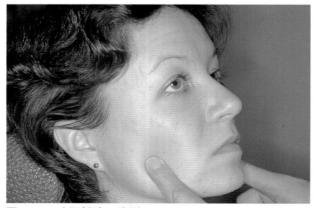

图7-1g 咬肌触诊，浅层。

▶**咬肌深层**

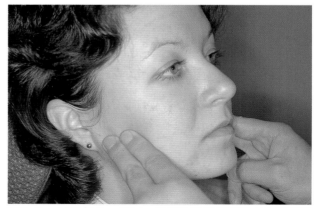

图7-1h 咬肌触诊，深层。肌肉触诊的原则是左右两侧同时进行，把左右两侧的差别及疼痛程度作为诊断目标。这部分肌肉如果持续过度紧咬，通常就会出现疼痛。

▶ **颞肌前部**

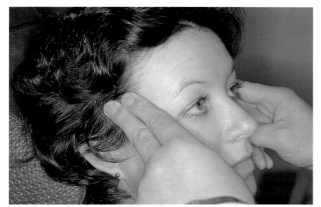

图7-1i　颞肌触诊，前部。左右同时进行，发现疼痛和左右差别的有无。

▶ **头顶部**

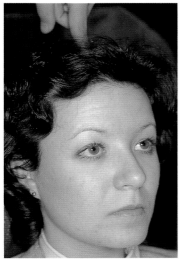

图7-1k　头顶部触诊。如果颞肌和头部后面肌肉过度紧张，头顶部就会出现疼痛证候。

▶ **胸锁乳突肌上部**

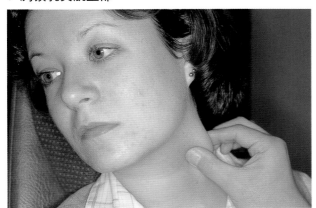

图7-1m　胸锁乳突肌触诊，上部。

▶ **颞肌后部**

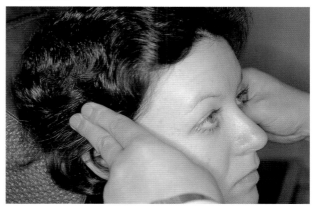

图7-1j　颞肌触诊，后部。下颌闭口过程中起主要作用，一旦在闭口过程中有干扰（前牙诱导过度和后牙牙尖干扰），就很容易出现疼痛。通常也是偏头痛原因。

▶ **颈后部**

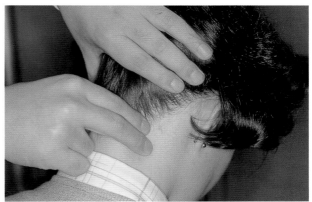

图7-1l　颈后部触诊。如果头和下颌一直勉强位于一个不正位置，颈后部肌肉就会痉挛并出现疼痛。

▶ **胸锁乳突肌下部**

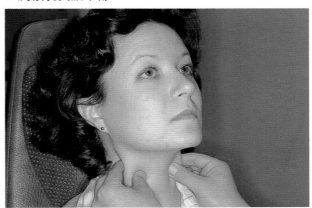

图7-1n　胸锁乳突肌触诊，下部。头部前后弯曲和左右转动过程中起主要作用，如果头部一直勉强位于一个不正位置，胸锁乳突肌就会痉挛。并且，胸锁乳突肌还是下颌运动过程中固定头部位置的肌肉，一旦下颌一直勉强位于一个位置，就会出现疼痛。

▶二腹肌

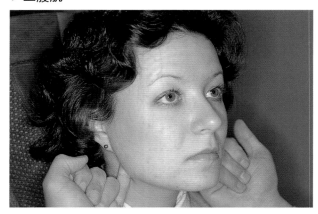

图7-1o 二腹肌触诊。舌骨肌群与下颌开闭口运动相关，其中二腹肌起主要作用。闭口运动过程中如果有咬合干扰或持续紧咬合，二腹肌就会痉挛或出现疼痛。

▶翼内肌（口外）

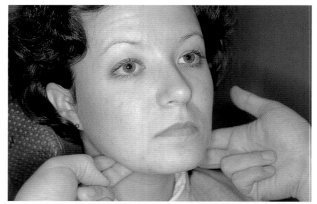

图7-1p 翼内肌触诊，口外。

▶翼内肌（口内）

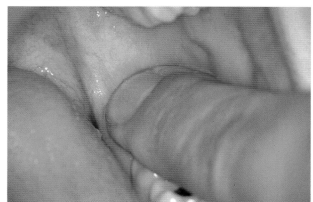

图7-1q 翼内肌触诊，口内。与咬合作用相同，在后牙咬合时起作用。如果持续过度紧咬，就会发生痉挛。

▶颞肌（口内肌肉突起部位）

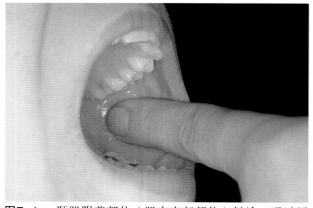

图7-1r 颞肌附着部位（肌肉突起部位）触诊。通过压迫检查有无疼痛。评价作为闭口肌主角的活动性和疲劳程度。

▶翼外肌（口内）

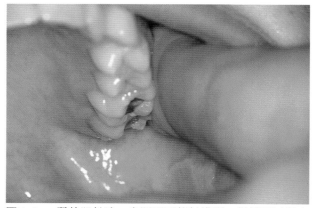

图7-1s 翼外肌触诊。实际不可能触摸到，但是通过肌肉下部组织压迫。在下颌开闭口运动和偏离正中关系运动过程中起主要作用，多数情况下经常会出现某种不适感和疼痛。

3. 𬌗垫在牙源性颞颌关节病治疗中的灵活运用

▣ 肌筋膜牙源性颞颌关节病（表7-3）

使用前牙松弛型𬌗垫治疗肌筋膜牙源性颞颌关节病。

（1）前牙松弛型𬌗垫

这种治疗方法是在前牙部位安装可摘𬌗垫避免后牙部位的磨牙症，最终达到放松肌肉的目的。认真理解以下注意事项非常重要（参考表7-4）。

①仅睡觉时戴用

②第2天早晨撤去𬌗垫时短时间内后牙牙尖咬合出现不适感。5~10分钟消失

③𬌗垫与下颌切牙咬合接触面为与𬌗平面大致平行的平面

④偏离正中关系运动时后牙咬合分离

⑤定期（1~2个月一次）复诊，检查症状改善程度、有无治疗效果、𬌗垫咬合接触面咬合磨耗程度。根据需要在磨耗部位添加自凝塑料并形成光滑面

⑥如果症状消除，就停止使用𬌗垫，并且告诉患者一旦复发，就要再次使用

⑦如果有明显的肌肉痉挛和疼痛，就同时使用热敷

⑧有症状一侧如果出现咀嚼障碍，就要让患者停止咀嚼过硬的食品及口香糖等以免增加肌肉的负担

⑨试着暗示患者自己注意避免白天紧咬牙和磨牙习惯

前牙松弛型𬌗垫是安装在上颌两侧尖牙之间的可摘夹板。取咬合关系时上下后牙之间通常会形成1mm左右的间隙。开𬌗病例（如安氏Ⅱ类1分类）取咬合关系时牙尖交错位最好稍稍抬高垂直距离。

前牙部位戴用这种𬌗垫，后牙部位无咬合接触，抑制咬肌和翼内肌活动，促进其他闭口肌群（颞肌和翼外肌上头等）活动。排除后牙牙尖干扰，盘-髁复合体就很容易控制在下颌窝内稳定的位置。磨牙症主要肌肉为咬肌和翼内肌，使用𬌗垫减轻后牙紧咬，结果口𬌗系统肌肉就可以处于舒适的状态。在磨牙症好发的夜间戴用这种𬌗垫，肌肉痉挛和疼痛、牙齿过敏等咬合病症状就能早期得到改善。而且，夜间连续数月戴用这种𬌗垫，非结石性牙周病、牙齿松动、张口受限等很多情况也可以消除。

如果确认疼痛和功能障碍有改善，就要引导患者夜间继续戴用𬌗垫，直到最终症状消除为止停止戴用。可是，戴用前牙松弛型𬌗垫是一种对症治疗方法，虽然对一过性症状也能处理，但是很可能复发。事先一定要让患者认真了解治疗的宗旨，一旦复发，夜间必须再次戴用前牙松弛型𬌗垫，这点非常重要。

表7-3　用于肌筋膜牙源性颞颌关节病治疗的𬌗垫

𬌗垫类型：	前牙松弛型𬌗垫
戴用时间：	仅夜间睡觉时
	2周一次检查𬌗垫的磨耗情况和磨耗面状态
	症状消失停止戴用
作用机理：	使口颌系统相关的肌肉放松
	确认𬌗垫导致前牙诱导形成后牙咬合分离情况

（2）前牙松弛型𬌗垫制作方法（图7-2a～p，图 7-3a～g，图7-4a～f）

一般制作顺序如下：

①取上下颌牙列印模，制作工作模型

②取正中关系

（a）决定正中关系咬合片的张数

（b）用咬合蜡取两侧后牙咬合关系

③把模型安装到𬌗架上

④𬌗垫制作的技工操作

⑤口内试戴、调𬌗、安装

⑥每2周评价一次（最初1个月）

表7-4　戴用前牙松弛型𬌗垫注意事项

· 仅夜间（睡觉时）戴用
· 限制难以咬碎的食品
· 同时使用热敷

维护
· 最初1个月2周检查一次
· 1个月以后每月一次（半年）
· 症状改善停止戴用
· 症状复发再次戴用
· 在磨牙症导致的𬌗垫磨耗面添加自凝塑料，形成光滑平面

前牙松弛型𬌗垫的制作方法

取正中关系

图7-2　前牙部位咬正中关系咬合片。

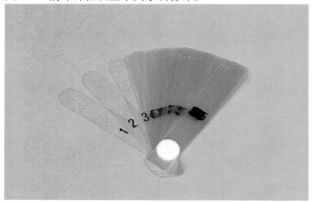

图7-2a　让下颌做前后运动诱导正中关系。此时确定正中关系咬合片张数，使上下后牙之间形成1～1.5mm间隙（1张咬合片厚度为0.1mm。通常使用20～30张）。

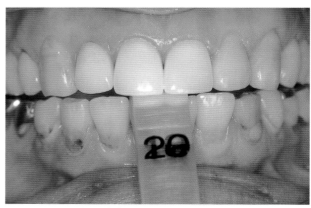

图7-2b　让下颌反复做前后运动，寻找再现性高且稳定的正中关系。

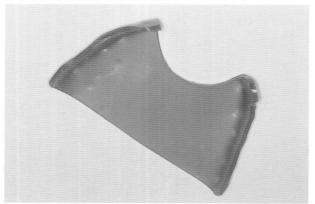

图7-2c　准备咬合蜡，切除上颌两侧侧切牙之间的蜡。把咬合蜡放在45℃温水中软化后压接到上颌牙列更容易适合。

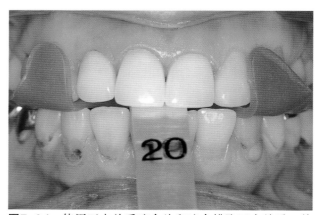

图7-2d　使用正中关系咬合片和咬合蜡取正中关系。前牙部位咬正中关系咬合片，翼外肌上头和颞肌就会发挥功能，把盘-髁复合体牵引到下颌窝内稳定位置。

技工制作

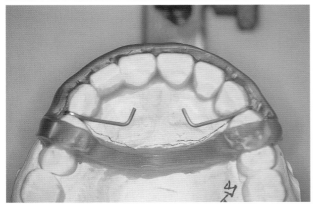

图7-2e　把上下颌牙列模型安装到𬌗架上后，在上颌工作模型上用蜡填导凹并圈起涂布自凝塑料范围。在两侧尖牙远中设置邻间钩。

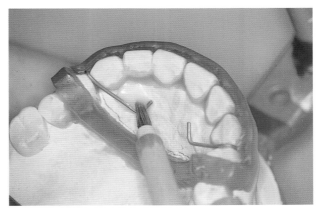

图7-2f　涂分离剂后堆积自凝塑料。

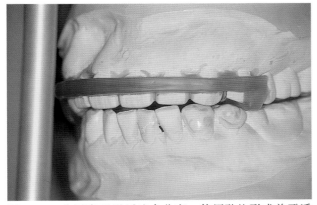

图7-2g　为了实现后牙咬合分离，使用𬌗垫形成前牙诱导。前牙诱导角度尽可能平缓。

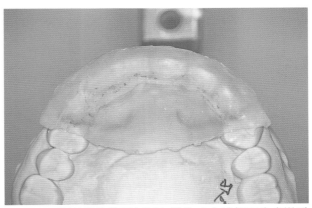

图7-2h　调整𬌗垫使下切牙与𬌗垫咬合接触面为光滑平面。

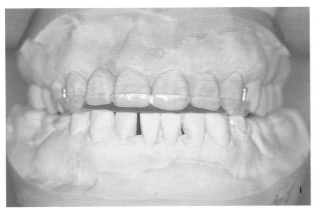

图7-2i，j　技工制作完成的𬌗垫。i：𬌗架上状态。j：切缘状态。

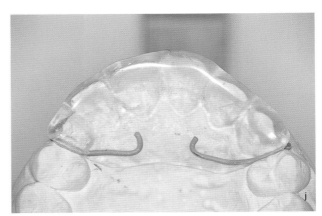

口内调秴与安装

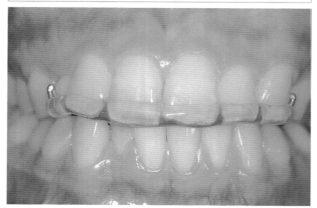

图7-2k　口内确认适合性。太紧太松都不好。必须适合且没有不适感。

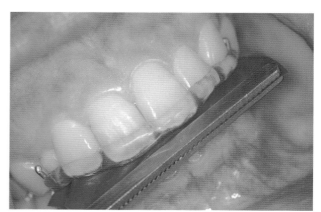

图7-2l　正中关系调秴。正中关系上下反复咬咬合纸，印记咬合高点。

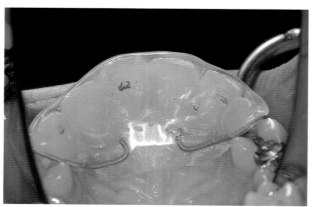

图7-2m　下切牙不均匀咬合接触。磨除印记的部位。

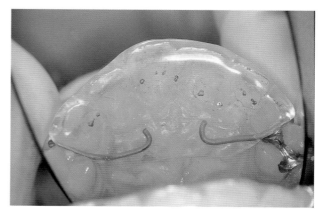

图7-2n　反复进行调秴，直到下切牙均匀咬合接触。

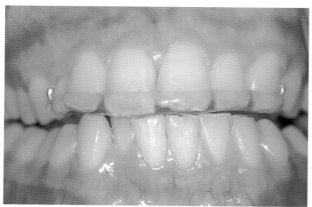

图7-2o　接着下颌做偏离正中关系运动，调整秴垫诱导平面，直到没有阻力为止。

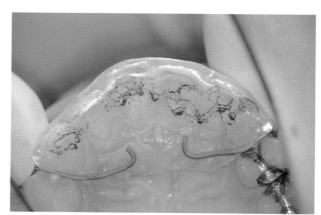

图7-2p　咬合纸仅仅是印记，不能发现咬合干扰。向患者询问并评价下颌运动障碍的部位。去除无用的诱导或把诱导平面倾斜度调整平缓。

肌筋膜牙源性颞颌关节病病例

安氏 Ⅱ 类1分类病例

▶ 牙尖交错位

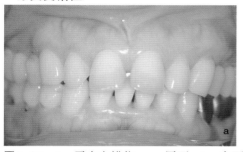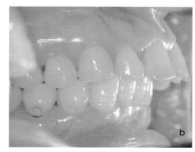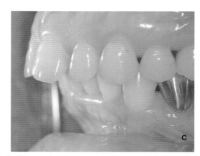

图7-3a ~ c　牙尖交错位。a：唇面。b：右面。c：左面。无前牙诱导。闭口过程中无诱导，下颌位置不稳定，颞颌关节容易习惯性松弛。后牙咬合分离困难，牙尖干扰导致肌肉痉挛和疼痛。

图7-3d ~ g　通过夜间戴用前牙松弛型𬌗垫改善或消除症状。

▶ 正中关系

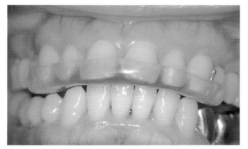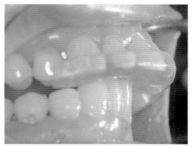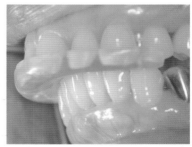

图7-3d　正中关系唇面。让患者夜间戴用前牙松弛型𬌗垫。下颌牙切缘与𬌗垫平面咬合接触。

图7-3e　正中关系右面。下颌牙切缘与𬌗垫平面咬合接触，盘-髁复合体容易稳定。

图7-3f　正中关系左面。安氏Ⅱ类1分类患者过度咬合抬高为禁忌，所以𬌗垫颌位关系最小限度抬高非常重要。

▶ 偏离正中关系

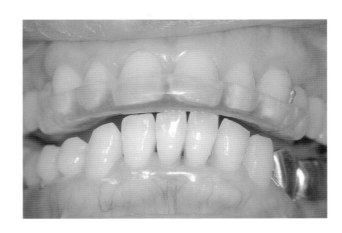

▶ 图7-3g　下颌前伸唇面。使用𬌗垫实现前牙诱导形成后牙咬合分离。

安氏Ⅱ类2分类病例

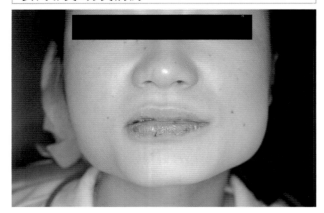

图7-4a～c 上下前牙深覆𬌗。前牙诱导斜面太陡，下颌闭口路径一直被限制向后方。多数情况下患者主诉前牙咬合磨耗明显或肌肉痉挛。

◀图7-4a 来院就诊患者主诉后牙疼痛、肌肉痉挛和疼痛及下前牙磨耗。

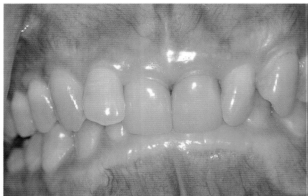

图7-4b 上下前牙深覆𬌗。

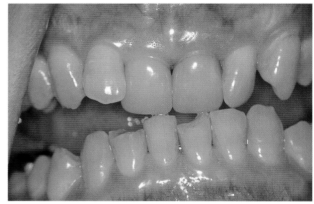

图7-4c 下前牙切缘破折。重视咬合创伤导致的破损。

图7-4d～f 使用前牙松弛型𬌗垫改善症状。

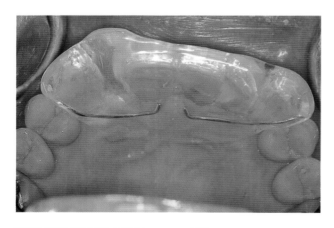

◀图7-4d 通过夜间戴用前牙松弛型𬌗垫消除肌肉痉挛和疼痛及后牙部位疼痛。

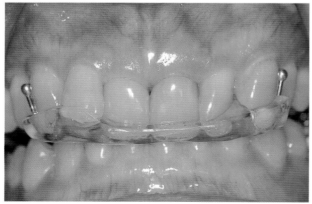

图7-4e 正中关系唇面。

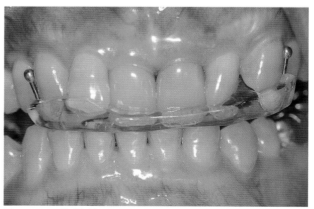

图7-4f 下颌前伸唇面。

② 颌内性（炎性）牙源性颞颌关节病（表7-5）

炎症、疼痛明显病例。特别是关节囊炎、滑膜炎、关节炎等。颌内（炎性）牙源性颞颌关节病使用稳定型𬌗垫进行治疗。

（1）稳定型𬌗垫

这种治疗方法是在上颌牙安装可摘全牙列稳定型𬌗垫来减轻颞颌关节的负荷。就像前述"2.颞颌关节病鉴别诊断方法"表示的那样，颞颌关节部位诊断有病变的患者使用这种方法效果明显。这种𬌗垫与减轻肌肉负担为目的的前牙松弛型𬌗垫作用机制完全不同。因此，使用稳定型𬌗垫必须遵守以下注意事项。

① 安装在上颌。在此𬌗垫上可以再现后牙正中关系、前牙咬合关系、前牙诱导形成后牙咬合分离

② 刚刚安装的1个月，每天除吃饭摘下外，必须24小时戴用

③ 第2个月以后白天戴用时间逐渐减少。根据症状大小（强弱）改变戴用时间。6～12个月期间根据情况进行复诊

④ 复诊期间每月一次对𬌗垫咬合面进行调整

⑤ 对于后牙部位出现的凹陷磨耗用自凝塑料填补，重新修补成平面

⑥ 症状缓解程度使用10分钟载荷试验（参考"2.颞颌关节病鉴别诊断方法"）进行评价

（2）稳定型𬌗垫制作方法（图7-5a～m）

𬌗垫一般制作顺序如下：

① 取上下颌牙列印模，制作工作模型

② 取正中关系

（a）使用前牙中央接触型𬌗垫确定正中关系（关于前牙中央接触型𬌗垫制作方法参考第2章）

（b）用咬合蜡取咬合关系

③ 把上下颌工作模型安装到𬌗架上

④ 𬌗垫制作的技工操作

⑤ 𬌗垫的口内试戴、调𬌗、安装

⑥ 每2周评价一次（最初1个月）

⑦ 每个月进行一次咬合修正（1个月以后）和载荷试验评价

⑧ 根据症状强弱进行6～12个月期间的复诊

表7-5 治疗颌内性（炎性）牙源性颞颌关节病使用的𬌗垫

𬌗垫类型：	可摘全牙列𬌗垫（稳定型）
戴用时间：	最初1个月24小时（吃饭时摘下） 第2个月以后白天戴用时间逐渐减少。一直戴到疼痛和其他症状减轻为止（通常6～12个月） 每个月检查一次𬌗垫的磨耗情况。并且，反复进行载荷试验评价颞颌关节治愈情况
作用机制：	解除颞颌关节的负荷与压迫 在𬌗垫上再现后牙正中关系、前牙咬合关系、前牙诱导形成后牙咬合分离

稳定型𬌗垫的制作方法

取正中关系与上𬌗架

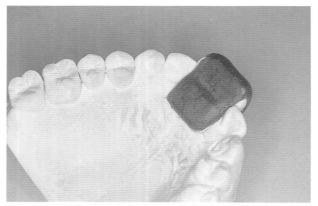

图7-5a 制作前牙中央接触型𬌗垫（参考第2章"原则1 后牙正中关系"）。自凝塑料堆积、研磨完成状态。舌面。把下切牙咬合接触部位制作成与𬌗平面平行的平面。

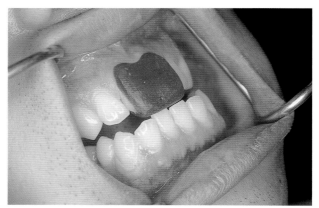

图7-5b 口内试戴。调整𬌗垫使下切牙切缘咬合在正中位置一点儿，并且后牙形成1~1.5mm间隙。

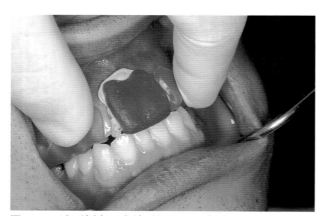

图7-5c 让下颌在正中关系闭口取咬合关系。

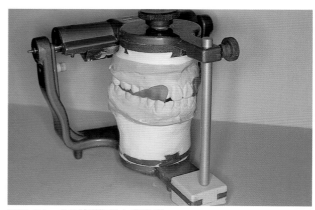

图7-5d 上下颌模型上完𬌗架。

咬合稳定使用的𬌗垫

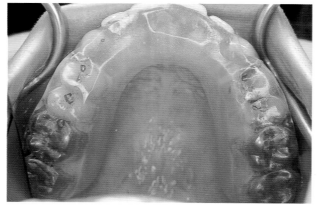

图7-5e 用𬌗垫确定后牙正中关系、前牙咬合关系、前牙诱导形成后牙咬合分离。

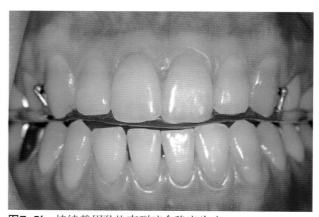

图7-5f 持续戴用𬌗垫直到咬合稳定为止。

试着让咬合稳定的病例

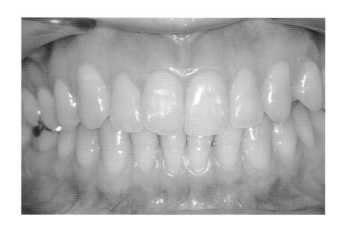

▶ **图7-5g**　来院主诉正畸治疗后咬合不稳定并有疼痛症状的病例。使用载荷试验诊断颌内性（炎性）牙源性颞颌关节病。适用全牙列𬌗垫。治疗前唇面。

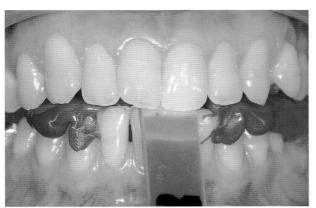

图7-5h　取正中关系。

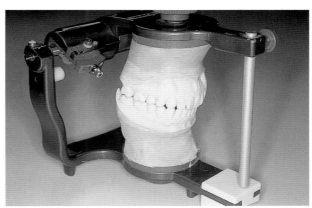

图7-5i　上下颌模型上完𬌗架。

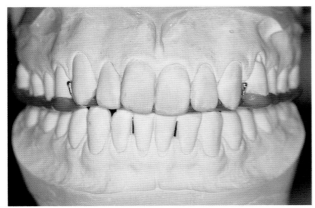

图7-5j　稳定型𬌗垫蜡型，唇面。

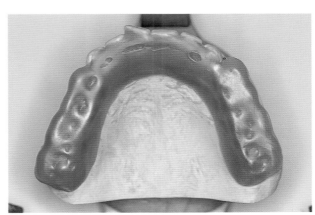

图7-5k　实现后牙正中关系、前牙咬合关系及前牙诱导形成后牙咬合分离。

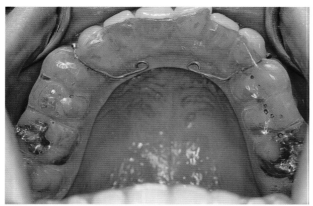

图7-5l 咬合面。1个月进行一次调整。多数情况下必须长期维持咬合。在磨耗部位添加自凝塑料并修正平坦。

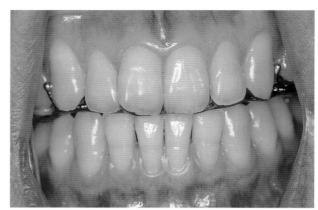

图7-5m 唇面。

3 颞颌关节性（非炎性）牙源性颞颌关节病

颞颌关节性（非炎性）牙源性颞颌关节病也叫作"咬合病"，因非炎症性而疼痛感不强，然而，由于存在偏侧咀嚼习惯，所以明确呈现患侧髁突运动障碍、下颌移位及咬合不稳定症状（表7-6）。

首先，明确哪一侧咬合不良和咬合不良部位。以下说明石幡（2003）[38]的棉卷判定法（图7-6a~c）。

①轻轻张口

②把棉卷放在舌背中央沟上

③让患者咬在容易咬合的位置

④观察最先咬住棉卷的部位

通过棉卷判定法判定咬合不良一侧及其具体部位后使用正畸咬合不良习惯殆垫进行治疗。

表7-6 咬合不良引起的牙源性颞颌关节病

石幡把偏侧咀嚼习惯导致牙、牙周组织、颞颌关节的应力定义为咬合病，具体报告如下：	
［咬合病呈现的症状］ ①牙齿过敏、牙痛、咬合痛 ②牙冠、牙根破折 ③修复体使用寿命缩短 ④根管治疗愈后不良 ⑤牙周病 ⑥口腔内炎症、口角炎、舌痛 ⑦颞颌关节病 ⑧各种全身疾病	［咬合病矫正的基本原则］ ①诱导咬合病侧髁突向前下内方运动 ②诱导两侧髁突向正前方运动 ③使两侧髁突向前下内方运动 ④牙列各部位都可以咬合 ⑤特别注意不要让咬合力集中到容易受力的磨牙部位
［咬合病特点］ 　　髁突运动障碍一侧容易患咬合病，咬合病侧磨牙、尖牙、前磨牙及对侧磨牙成为容易咬合部位	［咬合病鉴别诊断法］ ①观察面部不对称性 ②从牙尖交错位快速大张口时下颌向患侧偏移 ③观察下颌向左右两侧做侧方运动情况 ④使用棉卷判定法判定咬合病侧和咬合病位置等

*引用与改变于"石幡伸雄：顎関節症はなおせます―歯学への新しい視点―. クインテッセンス出版：2003."

（1）患侧<u>4</u>部位小型<u>殆</u>垫（表7-7）

正畸不良咬合的小型<u>殆</u>垫形态有各种各样，这里介绍效果好且使用频率较高的<u>4</u>部位小型<u>殆</u>垫。

<u>4</u>部位小型<u>殆</u>垫的适应证为咬合不良一侧与有症状一侧相同的病例。禁忌证为开<u>殆</u>（前方无支持）、深覆<u>殆</u>（抬高咬合困难）及咬合<u>殆</u>垫的病例。

（2）<u>4</u>部位小型<u>殆</u>垫制作方法（图7-6d～j）

①在有不良咬合习惯一侧的尖牙部位放置正

中关系咬合片

②调整高度使咬合时对侧尖牙接触（下颌偏向对侧）

③在有不良咬合习惯一侧<u>4</u>的位置堆积自凝塑料

④和对颌<u>4</u>的位置形成小咬合接触面

⑤<u>5</u>的位置无咬合

表7-7 适用于颞颌关节性（非炎性）牙源性颞颌关节病的<u>殆</u>垫

<u>殆</u>垫类型：<u>4</u>部位小型<u>殆</u>垫
戴用时间：直到颞颌关节部位症状改善且咬合不良一侧的咬合不适消失为止持续戴用
作用机制：使有运动障碍的髁突恢复可动性
把<u>4</u>部位早接触作为支点，通过自身咬合力作用把下颌诱导到对侧，减弱咬合不良一侧向后上方的牵引力，使咬合不良一侧运动障碍的髁突向前下内方具有可动性

颞颌关节性（非炎性）牙源性颞颌关节病病例

不良咬合的诊断

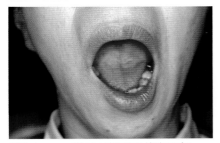 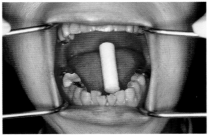 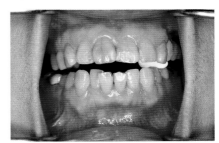

图7-6a 一张口下颌明显偏向左侧。

图7-6b 使用棉卷判定法（石幡判别法）诊断有不良咬合习惯一侧。

图7-6c 本病例判明左侧后牙部位咬合不良。

<u>4</u>部位小型<u>殆</u>垫制作方法

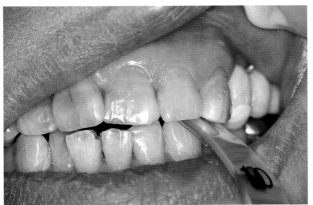 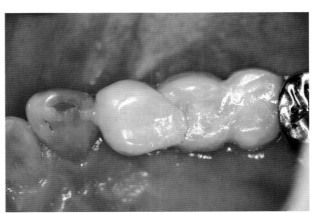

图7-6d 在左侧尖牙部位放置10张正中关系咬合片咬合，在<u>4</u>的<u>殆</u>面堆积自凝塑料。

图7-6e 仅提高<u>4</u>的咬合，对咬合不良侧（左侧）设置干扰，诱导下颌向对侧，使患侧髁突恢复可动性。

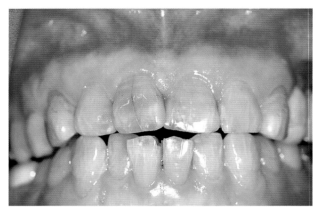

图7-6f　设置小型殆垫第1周。

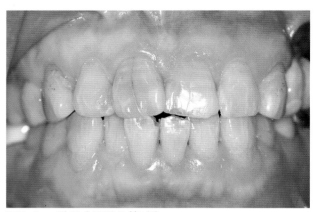

图7-6g　设置小型殆垫第2周。

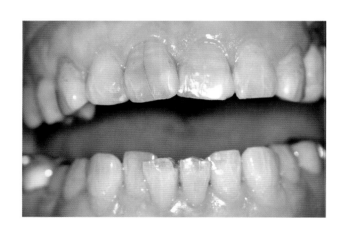

◀图7-6h　设置小型殆垫2个月后。下颌可以在上下直线
方向开口。

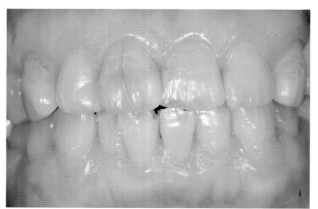

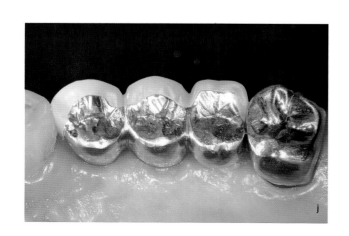

图7-6i，j　在矫正后的下颌位置完成了修复治疗。

4. 上下颌关系与颞颌关节病

◼1 安氏Ⅱ类病例与颞颌关节病

安氏Ⅱ类1分类病例缺少前牙诱导，颞颌关节多数情况下处于松弛状态（髁突位置或下颌位置不稳定）。可以观察到后牙咬合干扰与肌肉痉挛和疼痛（参考**图7-3a~g**）。

安氏Ⅱ类2分类病例前牙诱导斜面太陡，深覆𬌗，很容易限制下颌闭口路径，肌肉常常处于紧张状态。因此，很多情况下呈现筋肉痉挛、前牙显著磨耗及两者同时存在的症状（参考**图7-4a~f**）。

◼2 FMA骨骼分类与颞颌关节病（图7-7）

与上下颌间关系和咬合病明显关联的另一个因素是骨骼，特别是FMA的状态（**图7-7a**）。矢状面内把眶耳平面与下颌下缘切线所成的角叫作FMA（Frankfurt Mandibular plane Angle）。角度大的叫高FMA（**图7-7b，c**），角度小的叫低FMA（**图7-7d，e**）。表7-8表示各种临床特征，前者多数情况下会出现肌肉症状，后者多数情况下患者会主诉牙齿咬合磨耗和颞颌关节部位有压力症状。

高FMA病例磨牙闭口肌肉（主要为咬肌、翼内肌）前方位置咬合力通常较小。多数情况下咀嚼肌群也弱小。下颌支发育较差，垂直方向牙槽骨较高。这种解剖生理学特点很容易成为主诉肌肉疼痛咬合病症状的原因。

低FMA病例磨牙闭口肌肉作用部位与牙齿受力部位一致，而且嚼肌群也很强大。上下颌牙槽骨较低且相互平行。因此强大的咬合力很容易作用到牙齿和颞颌关节。

图7-7　FMA与颞颌关节病的关系。

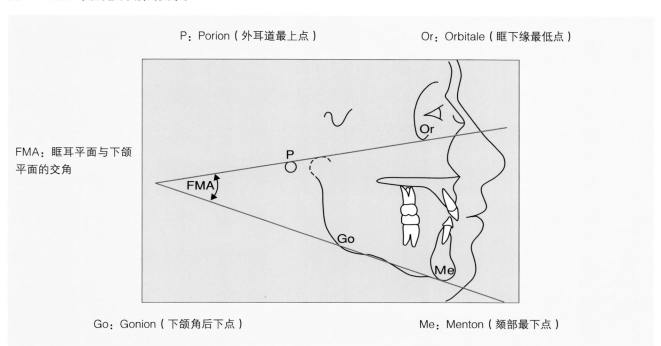

P：Porion（外耳道最上点）　　　　Or：Orbitale（眶下缘最低点）

FMA：眶耳平面与下颌平面的交角

FMA

Go：Gonion（下颌角后下点）　　　　Me：Menton（颏部最下点）

图7-7a　可以评价颌骨垂直方向的发育情况。

高FMA

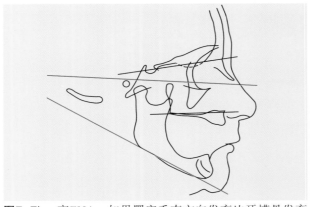

图7-7b 高FMA。如果髁突垂直方向发育比牙槽骨发育
差，整个下颌就会转向后下方位置。

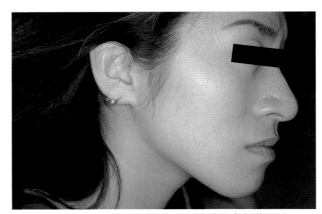

图7-7c 高FMA的面容。肌肉很容易受咬合创伤影响。

低FMA

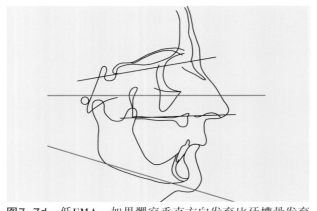

图7-7d 低FMA。如果髁突垂直方向发育比牙槽骨发育
好，整个下颌就会转向前上方位置。

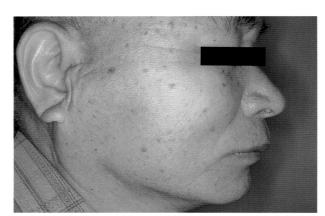

图7-7e 低FMA的面容。颞颌关节或牙齿容易受咬合创伤
影响。

表7-8 颞颌关节病与FMA

临床特征	高FMA	低FMA
咬合力	弱	强
肌肉作用方向	圆弧状	垂直
磨牙位置	靠近肌肉前方	与肌肉位置相同
咀嚼肌大小	小	大

5. 牙颈部缺损与咬合

多数中老年人牙颈部会出现牙龈退缩和牙根暴露。并且，这个部位经常会发现非龋性楔状或臼状缺损。

患者如果来院主诉牙齿过敏或美学状况不良，就必须仔细检查牙颈部楔状缺损原因后再决定治疗方法（图7-8a，b）。

1 应力疲劳性缺损（Abfraction）

牙齿受到太大咬合力作用时就会变形，牙颈部就因应力集中而出现静态疲劳，结果就会导致楔状缺损。关于这样的观点目前存在赞成和否定两种论调，没有最终结论。肯定应力疲劳性缺损存在的学者通常把咬合力和牙齿弹性应变、静态疲劳及酸蚀作为理由。

然而，也有很多观点否定强大咬合力与牙颈部楔状缺损的关联。如果把咬合力诊断为楔状缺损的病因，那么调𬌗或𬌗垫治疗法就成为适应证。

2 磨耗（Abrasion）和酸蚀（Erosion）

把牙颈部楔状缺损的原因归结为刷牙磨耗和酸性食品的酸蚀而否定应力疲劳性缺损。磨耗引起的缺损表面通常光滑且有光泽。这一点对于牙釉质、牙本质、牙骨质来说，无论哪个面都相同。多数情况下磨耗面无牙结石附着和龋坏。

楔状缺损发生初期牙本质-牙骨质界附近出现水平沟状缺损，并且随着时间增长慢慢进展为楔状缺损。为了防止楔状缺损进一步发展，必须向患者说明正确的刷牙方法。

酸蚀的原因归结为胃酸向口腔内反流或酸性食品，结果牙颈部出现臼状凹陷。其特征是健全牙体组织与缺损部位的界限不明显。

图7-8 牙颈部楔状缺损与咬合力。

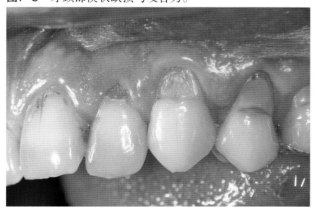

图7-8a 在进行牙颈部楔状缺损治疗的情况下必须鉴别咬合应力疲劳性缺损与刷牙导致的磨耗。如果原因是咬合应力，就必须进行调𬌗和使用𬌗垫控制咬合创伤。

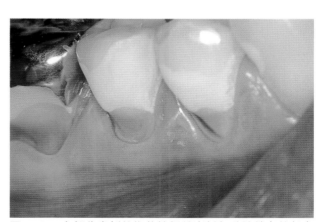

图7-8b 大部分病例的楔状缺损是磨耗与酸蚀并存的复合病因。必须探讨患者的生活习惯，特别是刷牙方法指导和摄取酸性食品习惯。

第 8 章

咬合与美学的协调

1. 治疗计划与治疗顺序

众所周知，过去牙科治疗目的是把龋坏和牙周病导致的牙及牙列损坏通过修复的方法恢复其形态与功能。所以，牙科治疗是按照生物学治疗（牙周、牙体牙髓、外科）→构造治疗（充填、修复、正畸、种植）→功能治疗（咬合）的顺序进行。

近年来，患者需求逐渐过渡到对美学效果的重视。理想的治疗是实现功能和美学的协调，然而，在实际临床中咬合（功能）和美学效果具有互不相容的要素，很多情况下难以协调。作者过去20年间在咬合和美学融合的临床实践中反复试验，结果发现构建咬合稳定的咬合关系时要想实现期望的美学效果非常困难。

经过反复思考，最终改变了想法。重视美学效果的病例在拟定治疗计划阶段按照美学→功能→构造→生物学的顺序进行诊断与评价，最后制订治疗计划，从其结果构建治疗流程（治疗方法）（表8-1）。

本章对咬合（功能）与美学效果协调的美学要素进行探讨，并以此为基础说明美容牙科治疗计划的顺序。

1 目前为止的治疗计划与治疗过程

根据重视美学效果的患者要求，牙科治疗按照生物学考量→构造考量→功能考量→美学考量的顺序拟订治疗计划，并以此计划进行认真治疗也许能获得良好的效果，然而在实际治疗过程中必须灵活运用。

事实上有的病例也能实现预期的结果。可是，就像很多牙科医生的经验那样，这种传统的治疗计划流程对美学效果的实现有一定阻碍，治疗结果未必能满足患者要求的病例也非少数。

2 重视美学效果的治疗计划流程（美容牙科治疗计划）

接下来美容牙科治疗计划方法按照美学要素→功能要素→构造要素→生物学要素的顺序探讨病例。使用与过去治疗计划相反的顺序制订实现美学效果的治疗计划非常重要。

因此，必须严格仔细检查美学要素（后面说明）的理解情况、美学效果实现的可能性、咬合功能的考量、修复方法的确定及生物学要素修正

表8-1　过去治疗计划顺序与重视美学效果的治疗计划顺序（美容牙科治疗计划）

过去治疗计划顺序	重视美学效果的治疗计划顺序
1. 生物学治疗（Biological）：牙周、牙体牙髓、外科	1. 美学考量（Esthetic）：以美学要素为基础的探讨
2. 构造治疗（Structural）：充填、修复、正畸、种植	2. 功能考量（Functional）：咬合模式探讨
3. 功能治疗（Functional）：咬合	3. 构造考量（Structural）：修复方法确定
4. 美学治疗（Esthetic）：美学效果	4. 生物学考量（Biological）：牙体牙髓、牙周、外科等基础治疗

的可能性等。

实际临床工作中必须灵活运用安装在𬭁架上

的上下颌研究模型预测美学要素改善和功能（咬合）协调的可能性。

2. 治疗计划中灵活运用美学要素

① 上前牙美学要素

（1）上颌中切牙切缘位置

· 上颌中切牙切缘与口唇的位置关系

灵活运用发F音部位，让患者大声说出含有F音的词汇，根据是否可以清楚发音来判断切缘位置与下唇是否合适（**图8-1**）。

调整切缘位置使其不要过于刺激下唇干燥与潮湿部位的分界线。

上前牙切缘线与微笑时下唇唇线平行（**图8-2**）。

· 切缘露出量

安静时切缘恰当的露出量因患者年龄而异。30多岁人为3mm，60多岁人为1mm或1mm以下（**图8-3**，**图8-4**）。

切缘露出量少的病例切缘露出量受面型、余留牙牙冠长度及对颌关系等影响。治疗计划参考**表8-2**。

切缘露出量太多的病例受面型、余留前牙咬合关系等影响。治疗计划参考**表8-3**。

上颌中切牙切缘位置

上颌中切牙切缘与口唇的位置关系

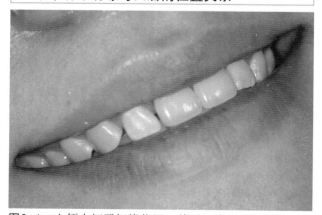

图8-1 上颌中切牙切缘位置。前牙切缘与口唇的位置关系。灵活运用F发音部位。不要过于刺激下唇干燥与潮湿部位的分界线。

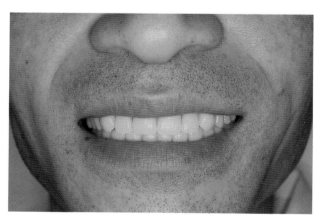

图8-2 上颌中切牙切缘位置。上前牙切缘线与微笑时下唇唇线平行。

切缘露出量

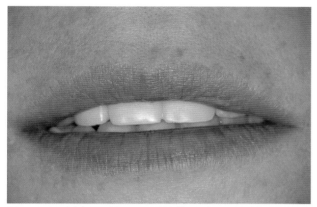

图8-3　上颌中切牙与上口唇的位置关系。安静时切缘恰当的露出量。30多岁人：3mm。

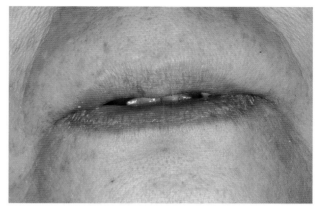

图8-4　60多岁人：1mm或1mm以下。

表8-2　切缘露出量少病例的治疗计划

治疗计划：上颌中切牙切缘位置变长
→充填、修复
→正畸（牵引：Extrusion）
→正颌外科手术

表8-3　切缘露出量太多病例的治疗计划

治疗计划：上颌中切牙切缘位置变短
上颌中切牙向根尖移动
→磨短切缘
→充填、修复
→正畸（压低：Intrusion）
→正颌外科手术

上颌中切牙之间中线与面部中线的位置关系

（2）上颌中切牙之间中线与面部中线的位置关系

上颌中切牙之间中线与面部中线的理想位置关系是方向一致且无偏斜。

如果面部中线与上颌中切牙之间中线在长轴方向相互平行，牙齿中线左右偏移不足3mm就不会引起别人注意（**图8-5**）。

一旦上颌中切牙之间中线倾斜超过2mm，就很容易引起别人注意（**图8-6**）。其治疗计划是通过正畸或修复进行改善。具体治疗计划如**表8-4**所示。

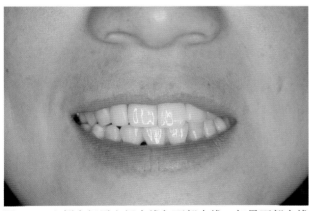

图8-5　上颌中切牙之间中线与面部中线。如果面部中线与上颌中切牙之间中线在长轴方向相互平行，牙齿中线左右偏移不足3mm就不会引起别人注意。

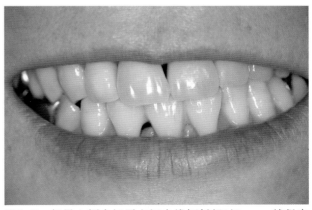

图8-6　如果上颌中切牙之间中线倾斜超过2mm，就很容易引起别人注意。

表8-4 上颌中切牙之间中线与面部中线不一致病例的治疗计划

治疗计划: →正畸
→充填、修复

上前牙唇舌向倾斜

（3）上前牙唇舌向倾斜

正畸学用X线头影测量分析唇舌向倾斜（眶耳平面与上颌前牙长轴的交角）。

通常情况下上颌中切牙唇面与上颌后牙殆平面垂直较为理想。

图8-7～图8-10为上前牙前突病例。**表8-5**为上前牙前突或后缩的治疗计划。

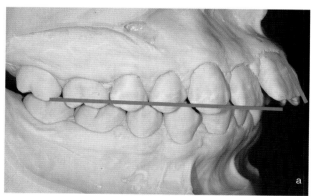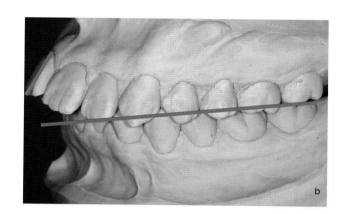

图8-7a，b 上前牙唇舌向倾斜。上前牙前突病例。

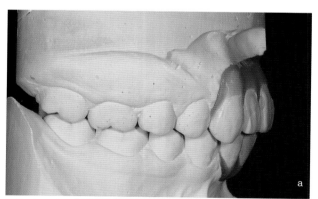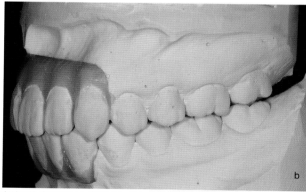

图8-8a，b 制作诊断用设计模型。不是替代诊断蜡型的资料。在拟订美容牙科治疗计划时这些资料必不可少。

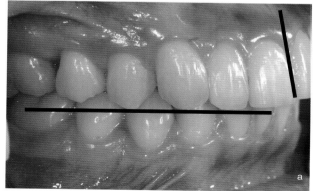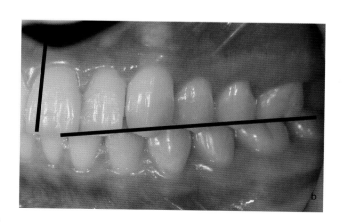

图8-9a，b 上颌中切牙唇面与上颌后牙殆平面垂直较为理想。

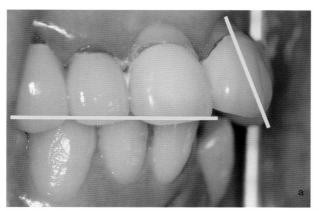
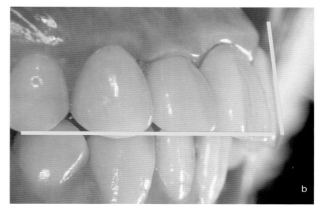

图8-10a，b 为了形成更理想的上前牙唇舌向倾斜，多数情况下必须进行牙体牙髓、修复等更多的治疗。

表8-5 上前牙前突或后缩病例的治疗计划

治疗计划：→正畸
　　　　　→为了形成更理想的上前牙唇舌向倾斜，
　　　　　需要牙体牙髓、修复等更多的治疗

上前牙切缘线与上后牙𬌗平面高度

（4）上前牙切缘线与上后牙𬌗平面高度

评判上颌中切牙切缘位置→上前牙切缘位置→上后牙𬌗平面（颊尖位置）（图8-11a，b）。

看微笑时下唇形态（笑线）与美学位置关系（图8-12，图8-13）。

下唇形态（笑线）左右不对称病例灵活运用瞳孔连线来决定上后牙𬌗平面（颊尖位置）（图

8-14a～c）。

上后牙𬌗平面高度受后牙磨耗量、面部垂直高度比例、牙槽骨位置（高度）等影响。

上前牙切缘位置最好与上后牙𬌗平面等高（图8-15a～c）。注意上后牙𬌗平面高低等。治疗计划如表8-6所示。

图8-11 上前牙切缘线与上后牙𬌗平面高度。

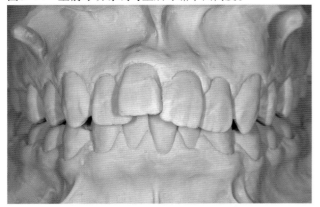

图8-11a 上前牙切缘线高，上后牙𬌗平面低。

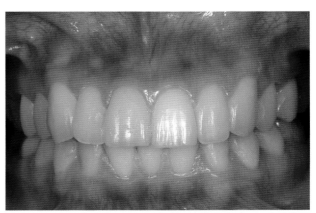

图8-11b 正畸治疗后。上前牙切缘线最好与上后牙𬌗平面等高。

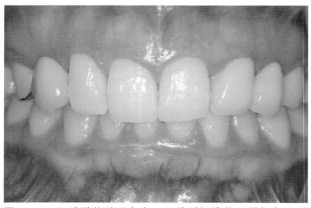

图8-12 上后牙殆平面高度。上前牙切缘位置最好与上后牙殆平面等高。

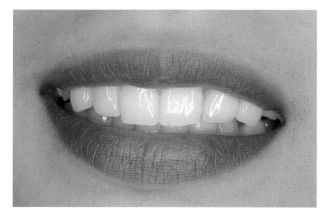

图8-13 微笑时下唇形态（笑线）与上牙列平行才能建立美学位置关系。

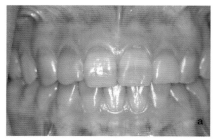
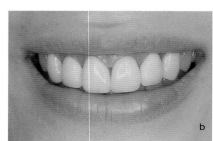
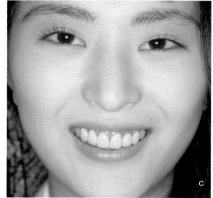

图8-14a～c 灵活运用微笑时上下唇之间距离由中间往口角方向逐渐变窄的远近法，微笑时才能看到很美的牙列。下唇形态（笑线）左右不对称病例最好灵活运用瞳孔线（连接两侧瞳孔的假想水平线）来决定上后牙殆平面（颊尖位置）。

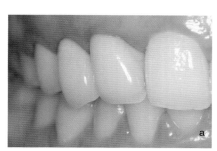
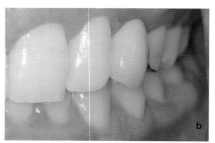
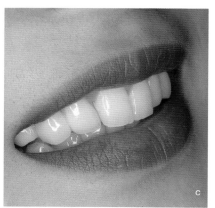

图8-15a～c 使上颌中切牙切缘位置→上前牙切缘位置→上后牙殆平面（颊尖位置）等高。

表8-6 改变上前牙切缘线与上后牙殆平面高度的治疗计划

治疗计划：→修复
→正畸
→正颌外科手术

决定上前牙龈缘高度

（5）决定上前牙龈缘高度

龈缘高度与上前牙切缘位置美学效果相关（**图8-16a，b**）。理想龈缘高度受以下四要素影响。

①符合美学要求的牙齿大小：上前牙符合美学要求的冠长目标值（**表8-7**）和恰当的长宽比（**图8-17a，b**）

②生物学宽度：龈缘高度与牙槽骨边缘高度有关（**图8-18，图8-19**）

③良好的牙龈露出量

④上牙列左右对称性

龈缘高度的决定要素需要考虑龈沟；牙槽骨和釉牙骨质界的位置关系；残留牙体组织量；冠根比及牙根形态。

为了获得上前牙龈缘整齐的病例，使龈缘向切缘方向或根尖方向移行（**图8-20a～f**）。

治疗计划如**表8-8**所示。

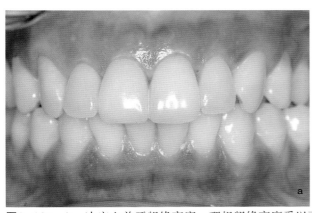
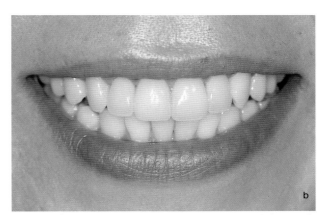

图8-16a，b 决定上前牙龈缘高度。理想龈缘高度受以下四要素影响：①符合美学要求的牙齿大小（上前牙恰当的长宽比）；②生物学宽度；③良好的牙龈露出量；④上牙列左右对称性。

表8-7 上前牙符合美学要求的冠长目标值

	中切牙	侧切牙	尖牙
平均值（mm）	10.2	8.2	10.4
范围（mm）	8.2～12.7	6.6～10.8	8.3～13.2

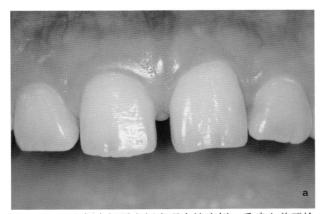

图8-17a 上颌中切牙之间出现中缝病例。重建上前牙恰当的长宽比（符合美学要求的牙齿大小）非常重要。由龈缘高度决定上前牙切缘位置并非上策。

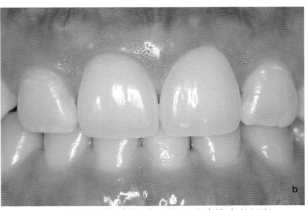

图8-17b 牙龈成形与陶瓷贴面并用重建恰当的冠长。

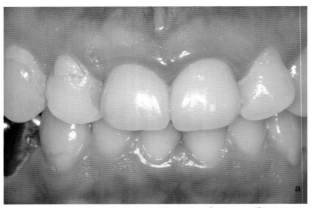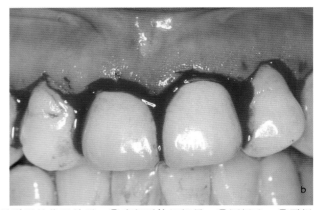

图8-18 a，b 决定龈缘高度的要素。①龈沟；②牙槽骨和釉牙骨质界的位置关系；③残留牙体组织量；④冠根比；⑤牙根形态等。

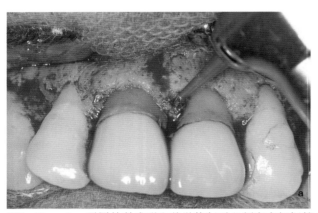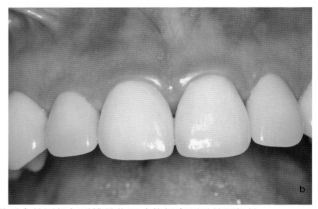

图8-19 a，b 牙周外科成形和美学修复时必须牢牢把握符合美学要求的冠长与牙槽骨位置才能提高预后的预知性。

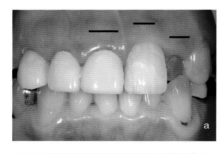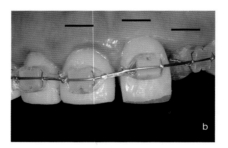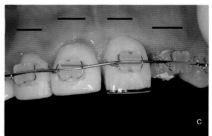

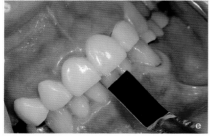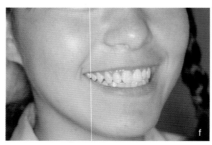

◀**图8-20a~f** 为了获得上前牙龈缘整齐的病例，使龈缘向切缘方向或根尖方向移行。本病例需要左侧中切牙牵引伸长和侧切牙唇向移动的正畸治疗，最后还必须修复治疗。

表8-8 为了获得上前牙龈缘整齐病例的治疗计划

治疗计划：→牙龈或牙槽骨整形
　　　　　　→正畸牵引或压低
　　　　　　→正畸牵引或压低与修复并用

上前牙龈乳头高度

（6）上前牙龈乳头高度（与上中切牙临床冠长的关系）

龈乳头高度由以下要素决定：

①邻间隙附着高度（位置）→牙槽骨边缘高度（**图8-21**）

②邻间隙大小（容积）

　（a）牙齿形态（**图8-22，图8-23**）

　（b）邻面接触位置（高度）和长度

（c）冠根位置和倾斜角度

邻面接触和龈乳头的相关性（**图8-24a~d**）有以下3点：

①邻面接触高度：龈乳头高度=50%：50%

②邻面接触高度：龈乳头高度=30%：70%→切缘磨耗中等或重度

③邻面接触高度：龈乳头高度=70%：30%→龈缘形态平坦（Flat）

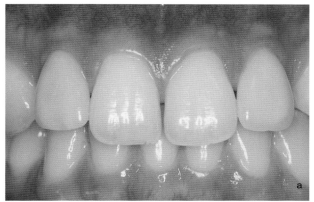
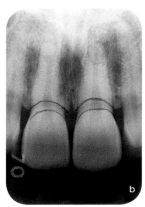

▶**图8-21a，b** 上前牙龈乳头高度的决定要素。龈乳头高度（位置）与牙槽骨边缘高度的差4~5mm正常。

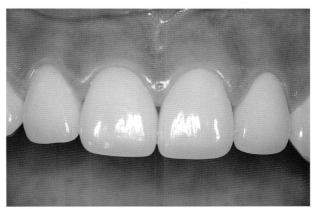

▶**图8-22** 邻间隙大小（容积）因牙齿形态方形与牙颈部细三角形而异。如果牙齿形态为三角形，邻间隙的容积就大，龈乳头难以充满。

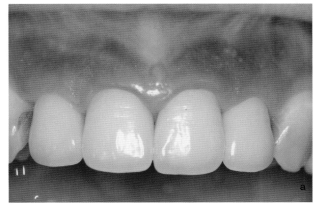
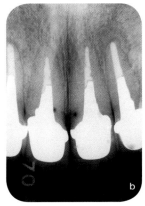

▶**图8-23a，b** 邻间隙大小（容积）受冠根位置和倾斜角度影响。冠根为四角形且相邻的牙靠得很近，邻间隙的容积就小，龈乳头容易充满。

图8-24　龈乳头高度与邻面接触高度

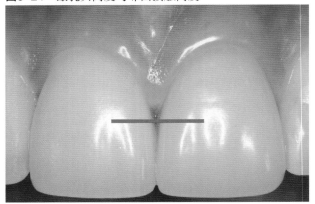

图8-24a　邻面接触高度：龈乳头高度=50%∶50%。

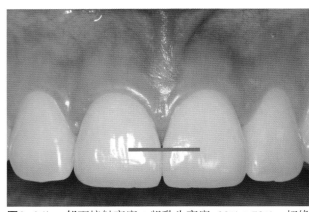

图8-24b　邻面接触高度：龈乳头高度=30%∶70%→切缘磨耗中等或重度。

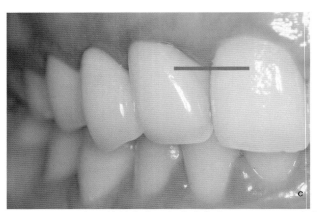

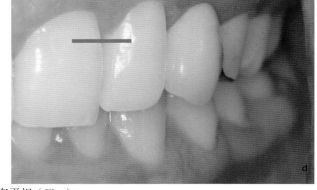

图8-24c，d　邻面接触高度：龈乳头高度=70%∶30%→龈缘形态平坦（Flat）。

上前牙排列

（7）上前牙排列

根据诊断蜡型决定（**图8-25a～i**）。治疗计划如**表8-9**所示。

图8-25　上前牙排列。根据诊断蜡型探讨正畸、正颌外科、修复等治疗方法。很好把握治疗可能性和风险后向患者说明治疗计划。让患者选择治疗方法。

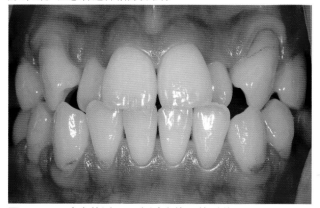

图8-25a　治疗前唇面。主诉改善上前牙美观。

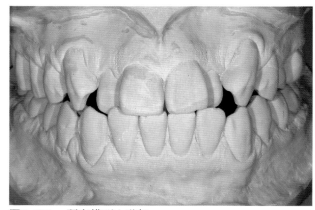

图8-25b　研究模型上殆架。

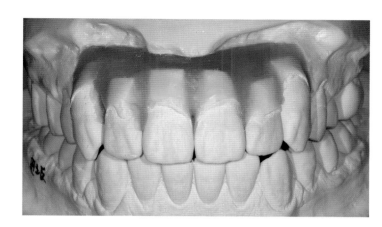

▶图8-25c　设计完成的诊断模型。唇面观。

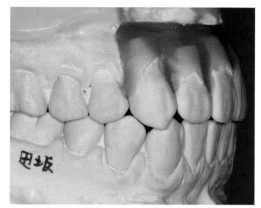

图8-25d　设计完成的诊断模型。右面观。

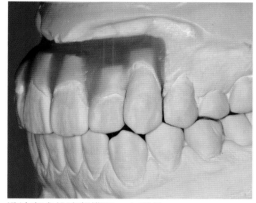

图8-25e　设计完成的诊断模型。左面观。

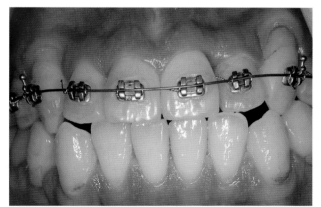

图8-25f　选择正畸治疗改善。

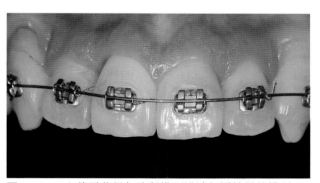

图8-25g　上前牙获得与诊断模型设计相同结果的排列。

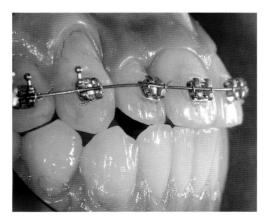

图8-25h　右面观。

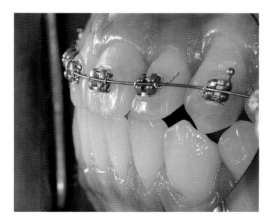

图8-25i　左面观。

表8-9　上前牙排列治疗计划

治疗计划：→修复
→正畸
→正畸和修复

上前牙形态、外形、色彩

（8）上前牙形态、外形、色彩

如**图8-26a～e**所示的那样根据数码器械的记录进行操作。

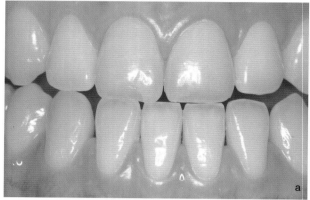
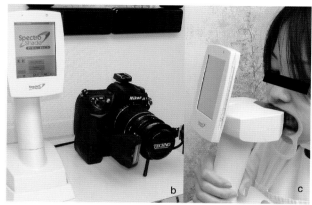
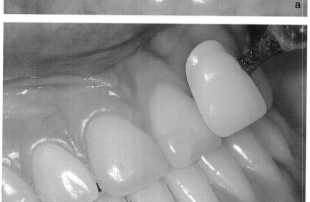
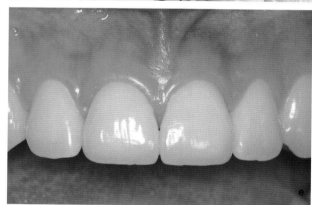

图8-26a～e　上前牙色彩如果用数码器械记录下来，与技师的交流就会很容易。而且，有关形态的信息最好使用数码相机记录。b，c：比色用分光光度计比色仪和比色板及记录形态用的数码相机。

② 下前牙美学要素

（1）下前牙切缘位置

①安静时下前牙切缘位置在下唇上方露出1～2mm（无麻醉情况下）（**图8-27a，b**）

②灵活运用发S音部位。让患者清晰地说出含有S音的词汇，根据是否可以正确发音（Closest Speaking Space）来判断下前牙切缘位置的功能好坏。治疗计划如**表8-10**所示

（2）下前牙切缘线与后牙殆平面的位置关系

①等高为理想位置

②高度不同情况下殆平面的决定标准（**图8-28a，b**）是把两侧磨牙后垫1/3～1/2的高度与下切牙切缘形成的平面作为标准。

治疗计划如**表8-11**所示

（3）下前牙唇舌向倾斜

①和上前牙咬合关系相关

②下前牙唇舌向倾斜的改善最好使用正畸治疗（**图8-29，图8-30**）

③通常多数情况由功能（咬合关系）或构造（正畸、修复的可能性）决定（**图8-31a～c**）

下前牙切缘位置

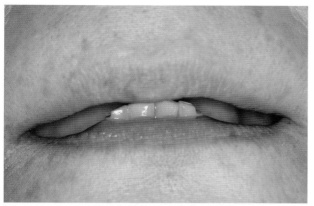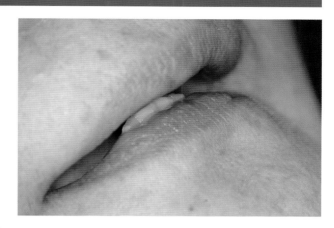

图8-27a，b　下前牙切缘位置。安静时露出下唇上方1～2mm。

表8-10　下前牙切缘位置的美学治疗计划

治疗计划：
　　①露出量太多→正畸压低、调磨、修复
　　②露出量太少→正畸牵引、修复

下前牙切缘线与后牙殆平面位置关系

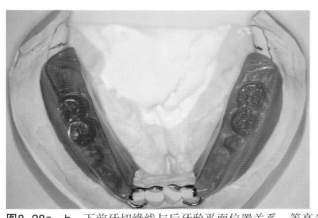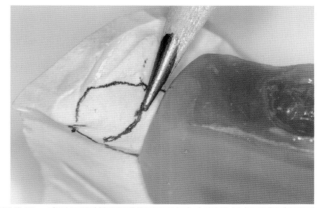

图8-28a，b　下前牙切缘线与后牙殆平面位置关系。等高为理想位置。高度不同情况下殆平面的决定标准是把两侧磨牙后垫1/3～1/2的高度与下切牙切缘形成的平面作为标准。

表8-11　调整下前牙切缘线与后牙殆平面位置关系的治疗计划

治疗计划：→正畸
　　　　　　　→调磨
　　　　　　　→修复

下前牙唇舌向倾斜

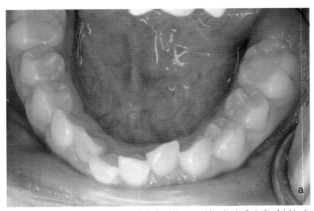
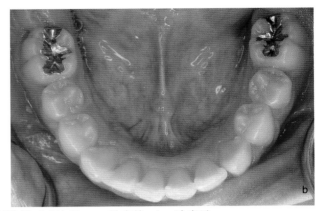

图8-29a，b 下前牙唇舌向倾斜。下前牙唇舌向倾斜的改善最好使用正畸治疗。a：治疗前；b：治疗后。

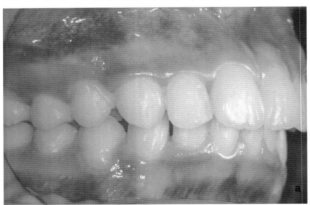
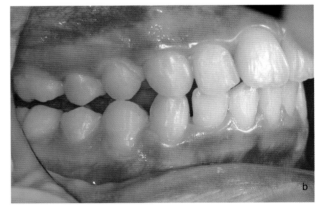

图8-30a，b 与上前牙咬合关系相关。a：牙尖交错位；b：前牙诱导形成后牙咬合分离。

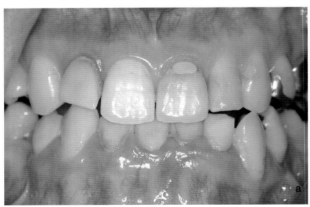

◀**图8-31a～c** 多数情况由功能（咬合关系）或构造（正畸、修复的可能性）决定。a：治疗前唇面；b：治疗后右面；c：治疗后前牙诱导形成后牙咬合分离。

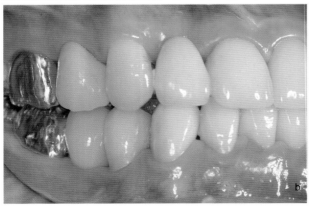
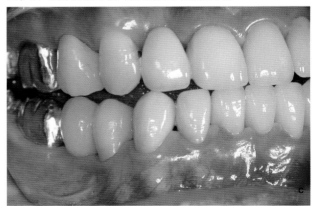

下前牙龈缘高度

（4）下前牙龈缘高度

①由于龈缘高度根据牙齿位置改变而改变，所以想改善高度时要灵活运用正畸治疗。例如，使用正畸治疗慢慢牵引牙齿的同时牙周组织也会受到牵引而增高，两者并行使龈缘高度向切缘方向增高是临床上最常用的治疗方法

相反，正畸压低需要花费时间把牙齿慢慢地向根尖方向压低，同时牙周组织也降低，结果龈缘高度移向根尖方向。

②通过修复治疗修正𬌗平面多数情况下同时运用牙周外科手术（牙槽骨整形）改善龈缘高度（图8-32a～d）

（5）下前牙排列、形态、色彩

用上颌同样的方法进行治疗（参考前面图8-26a～e）

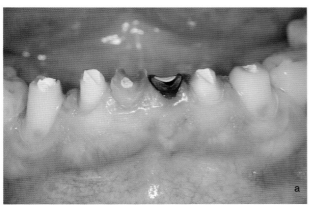
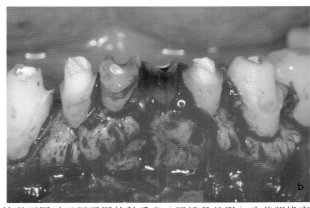

图8-32a，b　下前牙龈缘高度。通过修复治疗修正𬌗平面多数情况下同时运用牙周外科手术（牙槽骨整形）改善龈缘高度。a：治疗前；b：牙槽骨修整手术，延长临床牙冠长度，拔除$\overline{1|1}$。

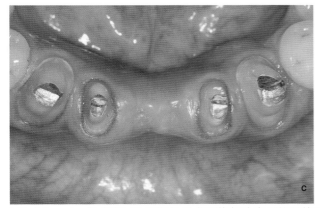
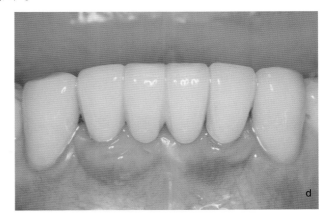

图8-32c，d　完成牙冠长度延长手术和修复治疗后的下前牙。

3. 美容牙科的治疗计划—临床步骤

1 步骤1　颞颌关节和肌肉的评价

问诊颞颌关节病的自觉症状，检查与诊断其他症状（参考第7章"颞颌关节病诊断与治疗"）。

①无颞颌关节病症状的病例一边维持现有的牙尖交错位，一边评价美容牙科治疗的可能性

②怀疑有颞颌关节病症状的病例首先进行医源性与牙源性的鉴别诊断

③诊断为医源性颞颌关节病的病例要优先治疗颞颌关节病，劝说患者转诊到普通医学

科室治疗

④诊断为牙源性颞颌关节病的病例劝说患者做进一步检查：

（a）鉴别肌肉性、颌内性（炎性）、颞颌关节性（非炎性：不良咬合习惯性），使用𬌗垫进行改善

（b）颞颌关节病症状改善或消失后考虑美容牙科治疗的可能性

（c）这些病例的关键是"研究模型正中关系上𬌗架"进行诊断。在上好𬌗架的模型上检查和诊断前面介绍的美学要素，拟订治疗计划

2 步骤2　美学要素检查

（1）现有颌位（牙尖交错位）可以完成美学治疗计划的病例

无颞颌关节病症状，现有牙尖交错位可以实现美学效果的病例把研究模型牙尖交错位上𬌗架，检查和判断实现前面介绍的美学要素可能性。

（2）现有牙尖交错位无法实现美学效果的病例

在正中关系上好𬌗架的研究模型上检查和判断实现美学效果的可能性。

①在研究模型上检查与诊断美学要素（前面所述）

②正畸治疗或修复治疗是否可以形成合适的咬合关系

③多数病例需要重建𬌗平面和上下前牙咬合关系，所以治疗前必须考虑垂直距离发生变化的可能性

④重建𬌗平面的病例，几乎都要重新考虑上下颌对应关系和重新构建咬合模式，所以经常需要正畸治疗和正颌外科手术并行

3 步骤3　修复方法（功能要素和构造要素）的决定

探讨正畸治疗或修复治疗改善的可能性。

①功能要素的探讨——是否能够形成或维持合适的咬合关系

（a）后牙正中关系或牙尖交错位

（b）前牙咬合关系

（c）前牙诱导形成后牙咬合分离

（d）长期咬合稳定（支持）

②构造要素的探讨–探索修复方法的选择

选择修复方法的决定因素需要考虑以下事项。

（a）基牙预备可能性

a）临床牙冠长度

b）美学目的改变牙龈高度和牙冠长度

c）戴冠效果

d）制作冠需要的空间

e）确保足够长度（牙体组织）的临床冠延长与美学效果

（b）修复体类型和固位方法

a）固定修复：传统充填修复、冠桥修复

b）患者可摘义齿修复：传统活动义齿、全口义齿

c）治疗者可卸型：种植修复

（c）缺损部位修复方法

4 步骤4　生物学要素（基础治疗）的探讨

为了给软硬组织建立良好环境而进行形态和位置的适当修正治疗。这是与耐久性、组织保留及美学效果维持直接相关的非常重要的临床步骤。

①口腔卫生维护；②牙周刮治和根面平整；③牙体牙髓治疗；④牙周外科治疗；⑤正畸治疗；⑥正颌外科手术等，以建立良好口腔卫生环境为目的拟订治疗计划。

5 步骤5　确定治疗方法

以步骤1~4为美容牙科拟订的治疗计划为基础决定治疗方法的顺序。

第 9 章
咬合风险控制与对策

1. 咬合诊断的重要性
——咬合应力或不稳定的诊断

咬合不稳定或异常的功能压力（咬合应力）会恶劣影响咬合，导致咬合的不协调。如果不做治疗，口颌系统的某些部位就可能出现因咬合引起的病变和症状。日常临床中经常遇到的征兆和症状如下：

①牙齿过度磨耗（形成显著的磨耗面）

②牙齿过敏或类似牙髓炎的疼痛

③类似牙周膜炎的疼痛

④牙齿松动或移位

⑤牙槽骨垂直吸收

⑥咬肌和面周围肌肉痉挛或疼痛

⑦下颌张口受限或运动障碍

⑧颞颌关节或颞颌关节周边部位疼痛

虽然患者的牙髓和牙周组织无炎症，但是只要主诉以上症状中的任何一个，就可以怀疑是咬合创伤导致的不良影响，所以应该进行咬合诊断。通过问诊、口腔检查、X线检查等普通检查后，使用研究模型进行咬合诊断。

并且，对于主诉肌肉疼痛和下颌运动障碍的患者，如果并用载荷试验和肌肉触诊，鉴别诊断就会很容易（参考第7章"颞颌关节病诊断与治疗"）。

2. 研究模型的制作方法

咬合治疗只适用于咬合引起症状的病例。咬合诊断结果没有判明原因的病例不可以进行咬合治疗。

有咬合引起症状情况下，按以下顺序进行咬合诊断。

①制作研究模型（**图9-1a～v**）

②研究模型上𬌗架

③在研究模型上进行咬合诊断

④选择咬合治疗方法

取模前准备

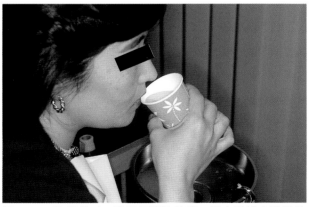

图9-1a　取模前对口腔进行清洁处理。用含漱液去除黏性唾液和食物残渣。

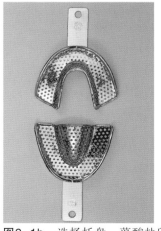

图9-1b　选择托盘。藻酸盐印模使用牢固扣锁的金属托盘。最好选用对印模材具有良好固位作用的托盘。

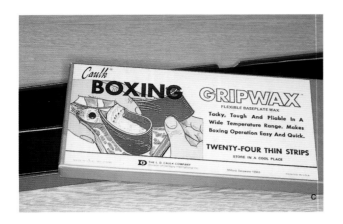

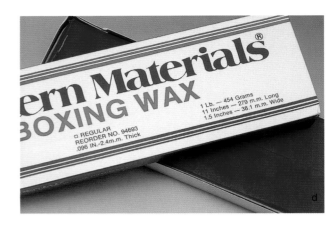

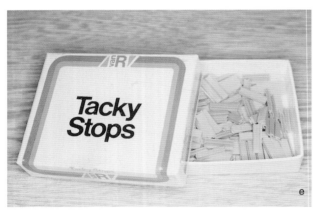

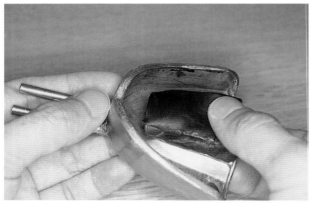

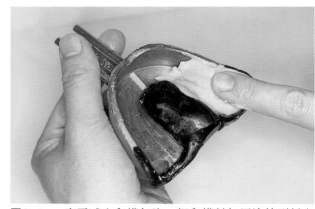

◀图9-1c～e　使用成品托盘时必须制作定位停止梢。灵活运用围模蜡（Boxing Wax）和黏性止损（Tacky Stops）。

图9-1f　上颌托盘在腭顶部位压接围模蜡作为定位停止梢。

图9-1g　为了减少印模气泡，把印模材加压涂抹到托盘内。

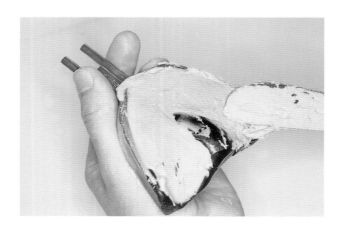

◀图9-1h　腭顶部位不要涂抹印模材。注意不要让印模材过于流向悬雍垂方向。

取印模

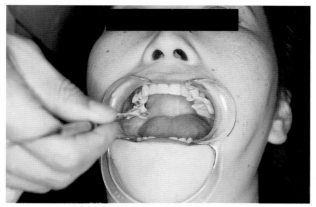

图9-1i　在咬合面和前牙舌面涂抹印模材。

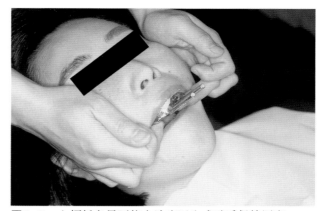

图9-1j　上颌托盘尽可能由治疗医生或助手保持固定。

▶图9-1k　3分钟凝固后取出托盘。用气枪向唇系带和托盘之间的间隙吹气解除吸引力，小心取出托盘。

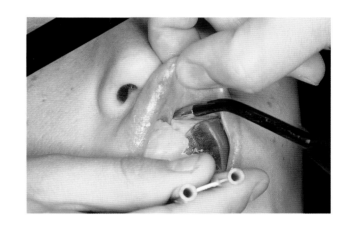

防止印模变形和保存方法

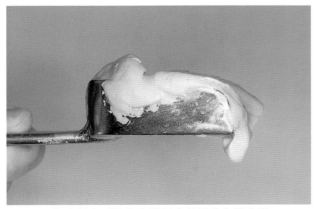

图9-1l　超出托盘后缘的印模材容易导致印模变形。

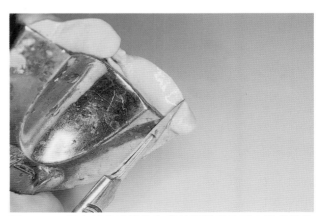

图9-1m　超出托盘后缘的印模材用锐利的刀去除并修整成与托盘基底面平行。

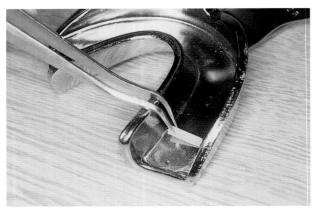

图9-1n 在下颌托盘左右殆面和前牙切缘3个部位贴附黏性止损作为定位停止梢。

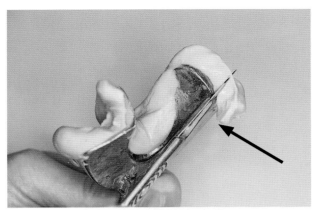

图9-1o 超出托盘后缘的印模材用刀切除。

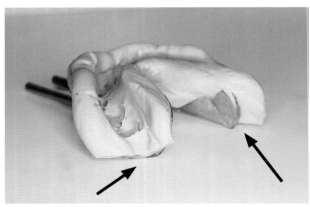

图9-1p 轻放印模防止变形。

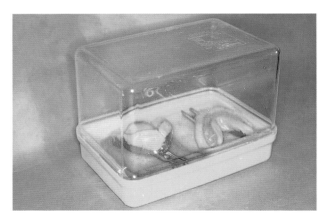

图9-1q 取得的藻酸盐印模用专用保湿箱保存。在带盖子的食用面包盒子里放置浸水的海绵也可以作为相对湿度100%的保湿箱。

灌注石膏模型

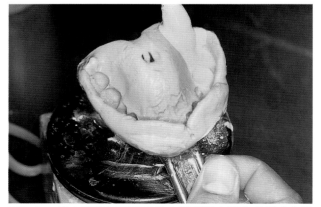

图9-1r 真空搅拌规定石膏并在振荡器上用小毛笔或水门汀调拌刀把石膏流进印模咬合面。

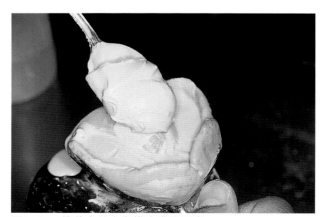

图9-1s 接着在整个印模中灌注石膏。

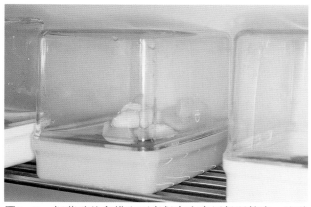

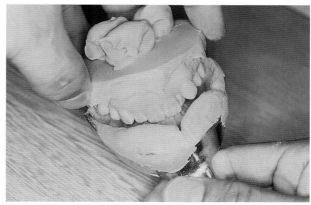

图9-1t 把藻酸盐印模和石膏保存在专用保湿箱内。这种方法可以保存一晚。

图9-1u 把硬化的模型从印模中分离出来。

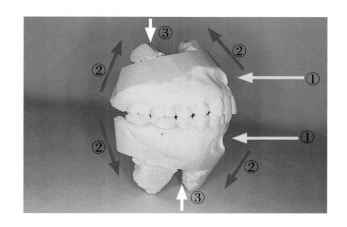

图9-1v 模型修整。①保留牙龈及颊黏膜移行部位；②向基底部内收修整模型；③为了上𬌗架增强固位在基底面制作固位突起。

3. 研究模型上的咬合诊断

在研究模型上检查的主要内容是评价后牙正中关系、前牙咬合关系及前牙诱导形成后牙咬合分离的状态，研究改善的可能性（图9-2a～o）。其目的是分散和减轻咬合不稳定和咬合力负担。

1 研究模型上𬌗架

取牙列印模、灌注石膏研究模型、面弓转移、取正中关系并把牙列模型上𬌗架。这些步骤中最关键的步骤是取正中关系。用正中关系咬合片或前牙中央接触型𬌗垫取正中关系（参考第2章"原则1 后牙正中关系"）。

2 评价后牙正中关系和前牙咬合关系

在正中关系上𬌗架的研究模型上进行调𬌗，形成后牙正中关系和前牙咬合关系。用咬合记录条确认早接触部位并用咬合纸印记，用技工刀或球钻一点点磨除。

首先对左右两侧进行调𬌗，直到后牙在正中关系咬合。接着调整前牙咬合，直到形成正确的咬合关系。此阶段最重要的操作是必须确定调整哪颗牙和调整的量。这是考虑治疗方法时的一个决定方法。

研究模型上𬌗架

图9-2　来院主诉右侧磨牙、肌肉、颞颌关节周边疼痛的病例。

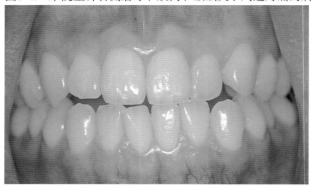

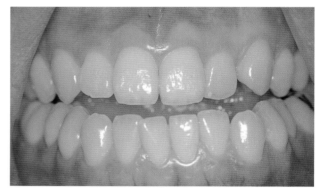

◄图9-2a　牙尖交错位。主诉右侧磨牙部位牙髓炎样疼痛，但是一点没有发现龋坏、牙髓炎及根尖病变。

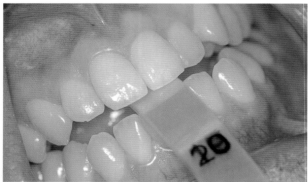

图9-2b　在前牙部位轻咬正中关系咬合片练习前后运动。

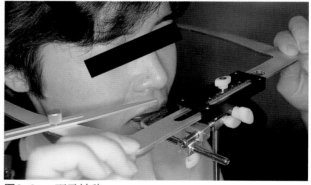

图9-2c　正中关系。盘-髁复合体位于关节结节后壁的状态，只有磨牙部位有咬合接触。

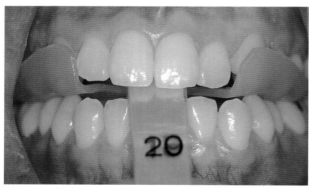

图9-2d　使用正中关系咬合片和咬合蜡取正中关系。咬合诊断下颌位。

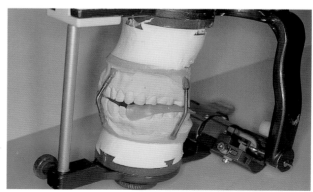

图9-2e　面弓转移。

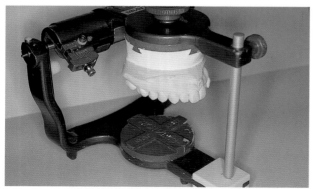

图9-2f　上完𬌗架的上颌模型。

图9-2g　根据取得的正中关系下颌模型上𬌗架。

评价后牙正中关系和前牙咬合关系

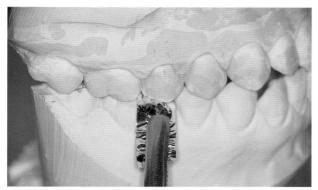

图9-2h 使用咬合记录条确认早接触。

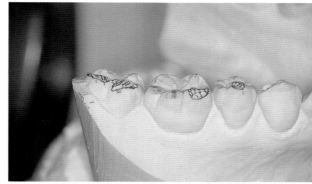

图9-2i 使用咬合纸印记早接触和调𬌗。

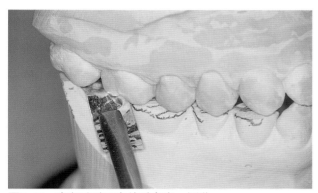

图9-2j 确定后牙正中关系高度，调𬌗。

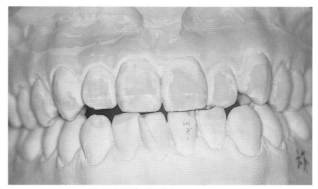

图9-2k 唇面（后牙正中关系）。

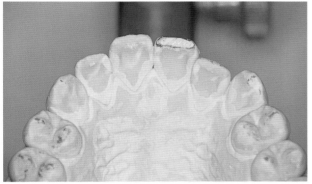

图9-2l 上前牙调𬌗量。

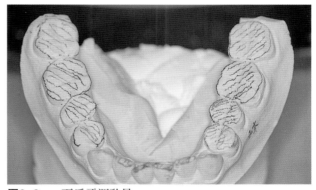

图9-2m 下后牙调𬌗量。

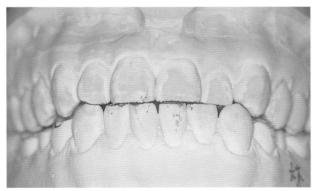

图9-2n 调𬌗建立前牙咬合关系。

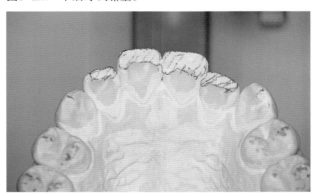

图9-2o 上前牙调𬌗量。

建立前牙诱导形成后牙咬合分离

建立前牙诱导形成后牙咬合分离

检查下颌向前方或左右两侧移动时前牙诱导形成后牙无牙尖干扰的后牙咬合分离的可能性。

具体方法多数情况下一边保存后牙正中关系和前牙咬合关系，一边磨除后牙牙尖干扰部位（**图9-3a～c**）。

图9-3 与前面相同病例建立前牙诱导形成后牙咬合分离。

◀**图9-3a** 调整偏离正中关系运动过程中出现的所有后牙牙尖干扰。

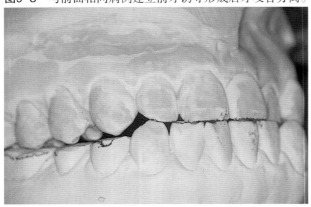

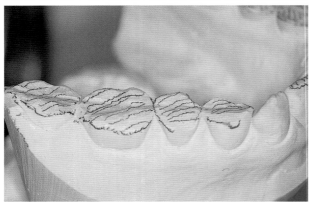

图9-3b 确立前牙诱导形成后牙咬合分离时右侧𬌗面磨除量（下颌）。

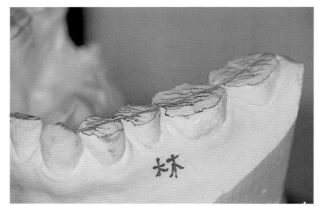

图9-3c 确立前牙诱导形成后牙咬合分离时左侧𬌗面磨除量（下颌）。在以上模型上通过调𬌗，确定了获得咬合稳定的治疗方针。

4. 咬合治疗方法的选择

以模型上的咬合诊断为基础拟定治疗计划，向患者通俗易懂地说明治疗方法的选择（**表9-1**）。

以调𬌗量（牙体组织磨除量）和牙齿移动量为基准考虑治疗方法。有的病例仅仅调磨𬌗面和切缘（磨除部分釉质）就能治疗。然而，也有病例最终诊断为必须进行牙冠修复治疗，不磨除健康牙体组织重建咬合就不能获得咬合稳定和改善症状。

另外，还有极少数病例最终的诊断必须通过大规模正畸治疗和正颌外科手术才能完成咬合修复。咬合治疗大致的选择基准如**表9-2**所示，实际病例如**图9-4～图9-7**所示。

表9-1 咬合诊断概要（模型上）和正中关系选择基准

正中关系诊断	咬合诊断和咬合治疗的下颌位 ——正中关系选择基准
①后牙正中关系诊断 ②前牙咬合关系诊断	①具有咬合病的征兆和症状 ②让患者理解正中关系诊断结果和治疗目标 ③让患者承诺正中关系治疗结果（恩惠）与治疗费 用的匹配

＋

| 诊断前牙诱导形成后牙咬合分离的可能性 | |

表9-2 咬合诊断和治疗方法的选择

模型上咬合诊断	𬌗面磨除量 釉质范围内 （1mm以内）	𬌗面磨除量 1mm以上	抬高咬合 或 延长临床牙冠长度	改善不良咬合 牙长轴方向 牙体移动 颌间关系
治疗计划	• 调𬌗 • 𬌗垫治疗 （症状一时改善） • 牙冠修复	• 牙体牙髓治疗 ＋ 牙冠修复 ＋ 𬌗垫治疗 （症状一时改善）	• 牙周治疗 ＋ 牙体牙髓治疗 ＋ 牙冠修复 • 𬌗垫治疗 （症状一时改善）	• 正畸治疗 （+牙周治疗+牙体牙髓治 疗+牙冠修复） • 正颌外科手术 （+正畸治疗） • 𬌗垫治疗 （症状一时改善）

选择𬌗垫治疗的病例

图9-4 治疗方法的选择（Ⅰ）。与图9-2和图9-3同病例。研究模型上调𬌗结果为了满足后牙正中关系、前牙咬合关系及前牙诱导形成后牙咬合分离三原则，切缘和𬌗面必须调磨1mm以上。这个病例根据患者愿望采用夜间戴用前牙松弛𬌗垫的治疗法。把改善肌肉活动消除牙髓炎样症状和肌肉疼痛症状作为治疗目标。

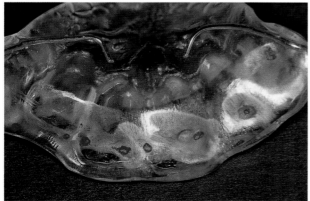

图9-4a 前牙松弛型𬌗垫。对咬合创伤和肌肉症状的改善有效。

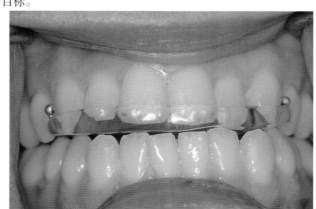

图9-4b 仅仅夜间戴用，最终改善了症状。

通过牙体牙髓治疗和牙冠修复进行咬合重建的病例

治疗前

图9-5 治疗方法的选择（Ⅱ）。必须改变殆平面混乱与抬高咬合的病例。向患者介绍牙体牙髓治疗、牙周治疗、种植牙修复治疗及牙冠固定修复治疗。让患者理解和接受正中关系的治疗。

图9-5a~d 治疗前状态和X线片。

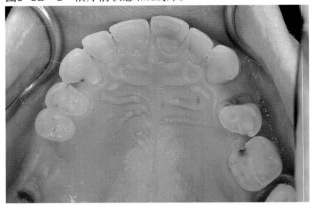

◀ **图9-5a** 上颌牙咬合面。上前牙舌面和后牙殆面磨耗明显。

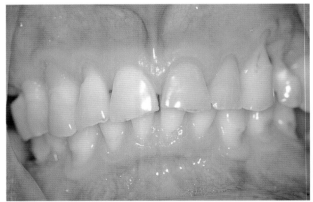

图9-5b 治疗前唇面。咬合高度低、下颌后退及殆平面混乱明显。

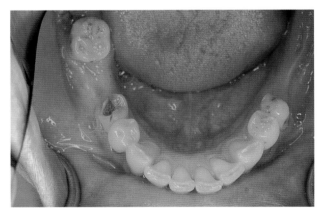

图9-5c 下颌牙咬合面。龋坏和后牙缺失，咬合高度降低。

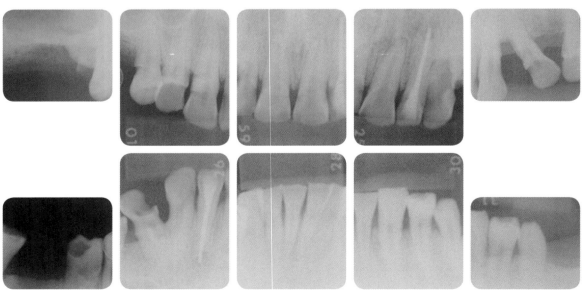

图9-5d 治疗前X线片。

诊断蜡型

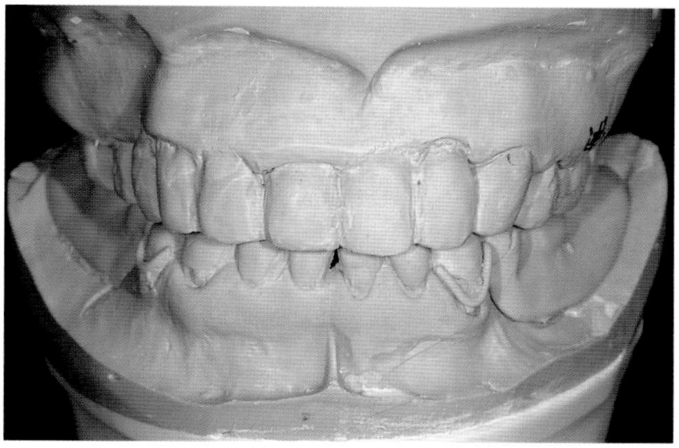

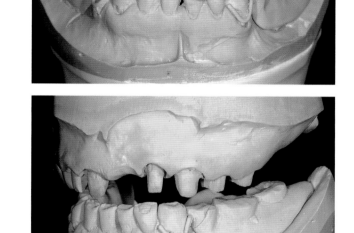

▶图9-5e 治疗前上殆架的研究模型。

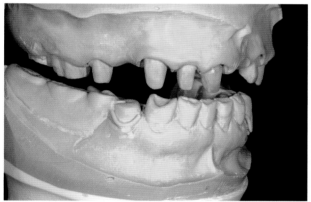

图9-5f 上颌诊断用基牙预备。

图9-5g 上颌诊断用基牙预备左侧。

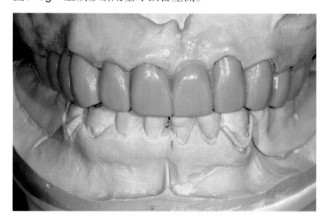

▶图9-5h 诊断蜡型唇面。

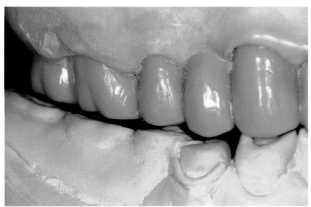

图9-5i 向右做侧方运动时后牙咬合分离。

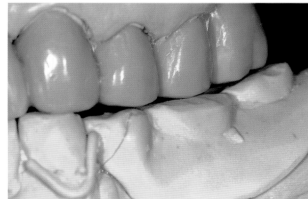

图9-5j 向左做侧方运动时后牙咬合分离。

刚刚完成治疗后

图9-5k～n 刚刚完成治疗后状态和X线片。

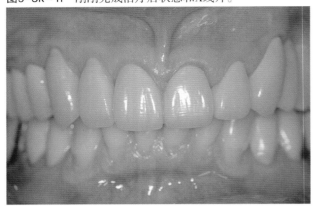

◀**图9-5k** 治疗后唇面。在抬高咬合高度的基础上实现殆平面平坦化。以咬合稳定为目的实现后牙正中关系、前牙咬合关系及前牙诱导形成后牙咬合分离。

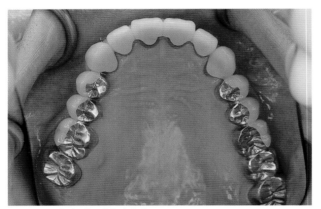

图9-5l 治疗后上颌牙咬合面。

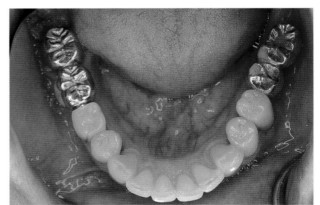

图9-5m 治疗后下颌牙咬合面。

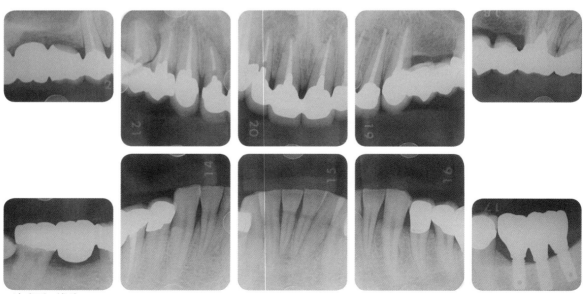

图9-5n 治疗后X线片。

长期经历

图9-5o～t　治疗后10年状态和X线片。仍然保持着咬合稳定。

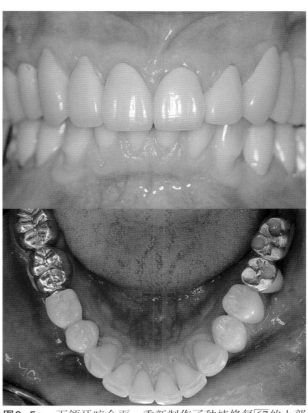

▶图9-5o　唇面。刷牙磨耗导致牙颈部牙龈退缩，牙周组织和咬合保持良好状态。

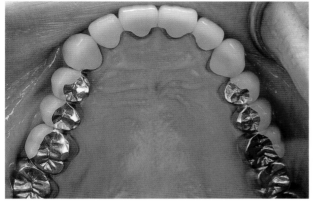

图9-5p　上颌牙咬合面。

图9-5q　下颌牙咬合面。重新制作了种植修复 $\overline{67}$ 的上部结构。

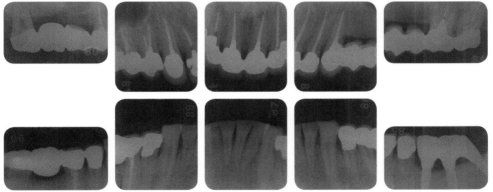

图9-5r　X线片评价。

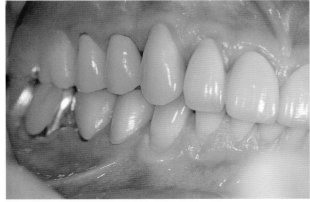

图9-5s　右侧观。

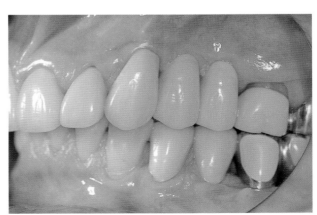

图9-5t　左侧观。

咬合重建和𬌗垫治疗法并用的病例

图9-6 治疗方法的选择（Ⅲ）。前牙安氏Ⅱ类1分类（开𬌗）病例。必须正畸治疗，可是根据患者愿望选择修复治疗。让患者理解和接受正中关系的治疗。治疗后使用𬌗垫治疗实现前牙诱导形成后牙咬合分离。

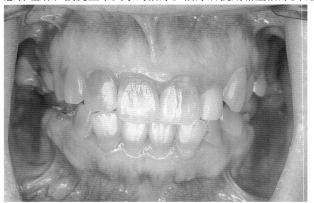

◀**图9-6a** 治疗前唇面。后牙咬合不稳定，前牙不断地反复咬紧。

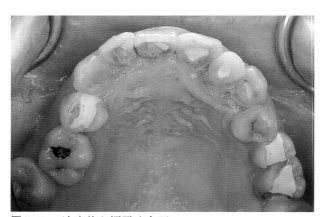

图9-6b 治疗前上颌牙咬合面。

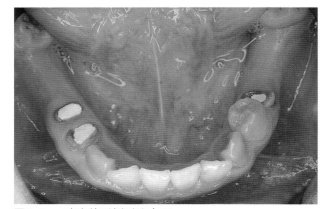

图9-6c 治疗前下颌牙咬合面。

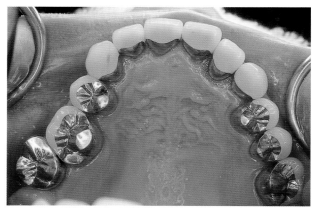

图9-6d 治疗后上颌牙咬合面。白天不戴用𬌗垫。夜间戴用𬌗垫预防功能紊乱。

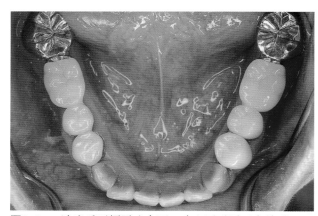

图9-6e 治疗后下颌牙咬合面。确立了后牙正中关系。

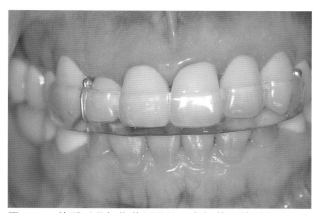

图9-6f 前牙开𬌗部位戴用𬌗垫。夜间戴用前牙松弛型𬌗垫，避免前牙开𬌗的缺点。

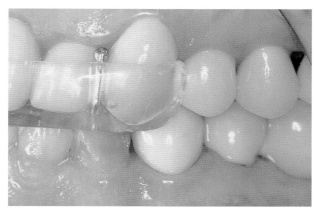

图9-6g 前牙开𬌗部位戴用𬌗垫的侧面。戴用前牙松弛型𬌗垫实现后牙正中关系和前牙咬合关系。

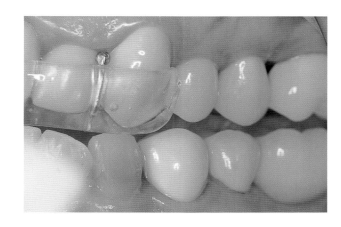

▶图9-6h 戴用前牙松弛型𬌗垫实现前牙诱导形成后牙咬合分离的状态。

延长临床牙冠长度和牙周、牙体牙髓、修复治疗并用的病例

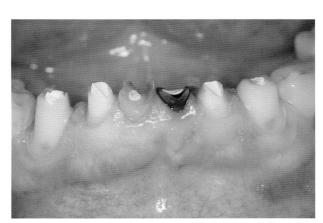

图9-7a 下前牙治疗前唇面。牙周外科治疗、牙体牙髓治疗及拔牙后牙冠修复治疗。

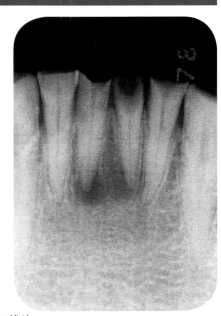

图9-7b 治疗前X线片。

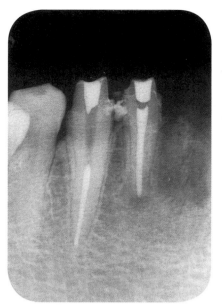

图9-7c $\overline{32}$根管充填后。

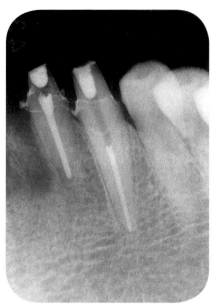

图9-7d $\underline{23}$根管充填后。

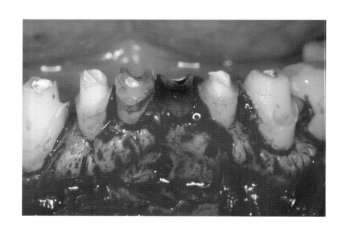

◀图9-7e　牙体牙髓治疗结束后通过牙周外科手术延长牙冠长度和拔除$\overline{1|1}$。

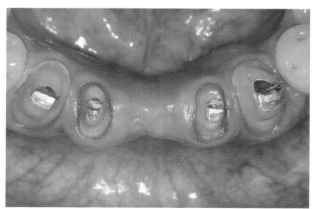

图9-7f　牙周外科手术后3个月状态。

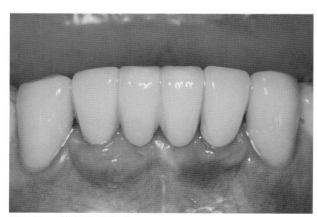

图9-7g　修复治疗完成。

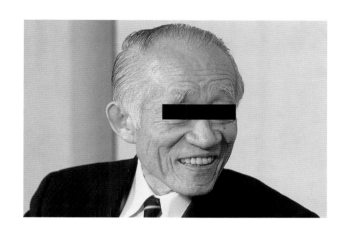

▶图9-7h 患者治疗后表情。

5. 面弓转移的意义

现在，在牙科治疗过程中使用的面部主要假想参考平面和线列举如下（**图9-8a，b**）。

①瞳孔连线［Eye line（Interpupillary line）］

②𬌗平面（Occlusal plane）

③终端铰链轴（Terminal hinge axis）

④外耳道（Ear hole axis）

⑤鼻翼耳屏线（鼻翼耳屏面）（Camper's plane）

⑥眶耳平面（Frankfurt horizontal plane）

⑦中线（Midsaggital line）

其中与面部美学有直接关系的是瞳孔连线、鼻翼耳屏线及中线。传统的面弓转移是转移终端铰链轴（或外耳道）与𬌗平面的空间位置关系，然而作为美学评价的基本要素并不是有效的信息（**图9-9 ~ 图9-12**）。

面部主要假想参考平面

图9-8 参考平面。

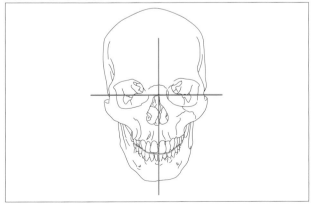

图9-8a 头颅冠状面。蓝色线为中线；红色线为瞳孔连线；绿色线为𬌗平面（切缘线）。

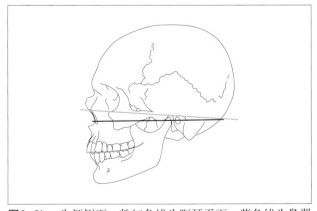

图9-8b 头颅侧面。粉红色线为眶耳平面；紫色线为鼻翼耳屏线（鼻翼耳屏面）；绿色线为𬌗平面。

传统面弓的问题

图9-9 传统面弓转移。

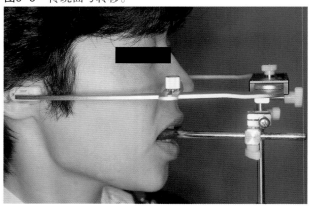

图9-9a 面弓可以记录两侧外耳道和前方参考标志点3点形成的假想参考平面与上颌牙列的空间位置关系。

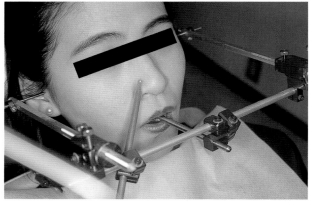

图9-9b 面弓可以转移终端铰链轴和前方参考标志点形成的参考平面与上颌牙列的空间位置关系。

图9-10 传统面弓转移的限制和存在的问题。

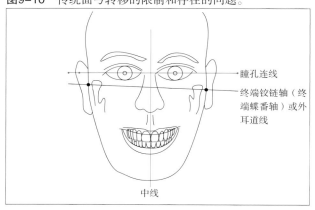

◀图9-10 传统面弓转移不能记录面部中线和瞳孔连线等美学基本要素，所以安装在𬌗架上的模型很难确定患者的美学要素。作为传递给技师美学要素信息，切缘线（绿色线）、瞳孔连线（红色线）及中线（蓝色线）的关系非常重要。

图9-11 1例用传统面弓制作的前牙修复体。

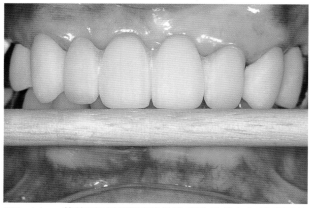

图9-11a 传统面弓转移不能传递瞳孔连线与切缘线平行的信息。在𬌗架上靠推测制作的本病例前牙修复体在口内切缘线与瞳孔连线（木棒）并不平行，而是向左下倾斜。

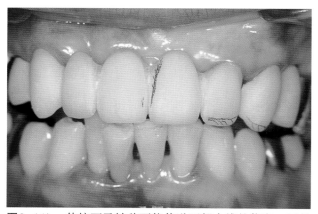

图9-11b 传统面弓转移不能传递面部中线的信息，于是在𬌗架上制作的前牙中线与面部中线就可能不一致。结果，口内试戴不得不进行牙齿长轴方向和切缘线倾斜的修正。

面部美学参考平面

图9-12　美学参考平面。

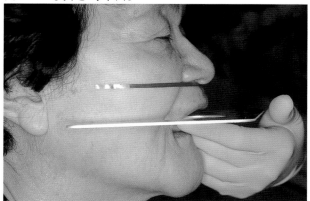

图9-12a　如果考虑与面部协调，矢状面内就要使𬌗平面与鼻翼耳屏面（鼻翼耳屏线：红色线）平行。

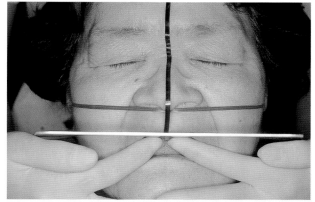

图9-12b　前面设计切缘线与瞳孔连线平行，或者与中线（黑色线）垂直相交。到底使用瞳孔连线，还是使用中线，根据患者面型和口型决定。

阿部式面弓

　　阿部式面弓在传统水平参考平面基础上添加了正中矢状面的传递结构。这样在传统面弓基础上可以把正中矢状面再现到𬌗架上（图9-13a，b）。患者面型左右对称，中线明显，要想在美学方面更容易评价，最好使用正中矢状面。

1 特征

①可以记录患者正中矢状面
②能把正中矢状面转移到𬌗架上

③可以在𬌗架上正确地再现与中线垂直的前牙切缘线

2 构造

①面弓部
②正中长轴指示弓
③转移钉
④𬌗叉

特征和构造

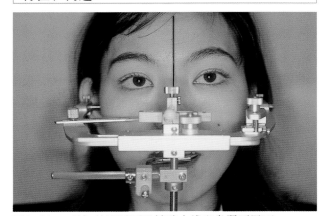

图9-13a　最初的面弓可以转移中线和鼻翼耳屏面。

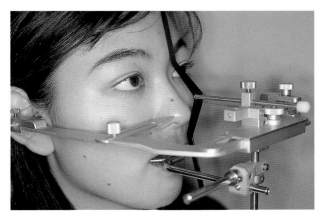

图9-13b　可以把美学参考平面（中线）和𬌗平面的空间关系转移到𬌗架上，对技师操作非常有利。

3 使用方法（图9-14a～e）

①安装𬌗叉

②安装面弓

③面部中线转移

④安装𬌗面板

⑤把中线转移到𬌗架上

⑥上颌模型上𬌗架

⑦下颌模型上𬌗架

使用方法

图9-14 阿部式面弓（美学面弓）使用方法。

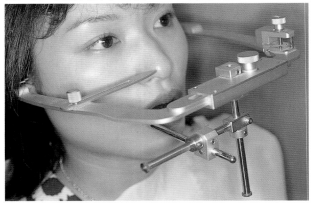

图9-14a 安装面弓。

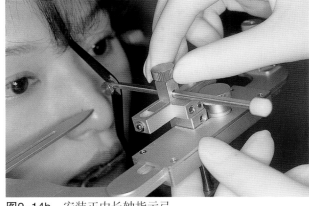

图9-14b 安装正中长轴指示弓。

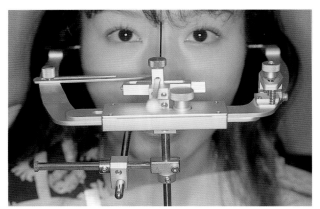

图9-14c 中线转移。

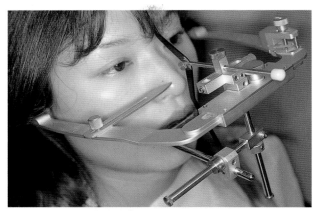

图9-14d 面弓转移结束。

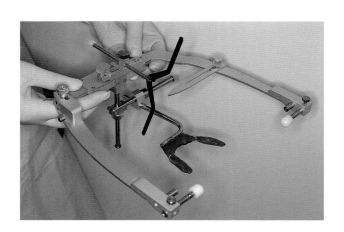

◀图9-14e 让面部中线与𬌗架中线一致就可以固定上颌模型。

瞳孔连线转移和前牙修复

根据患者面型，特别是中线向左右偏斜或弯曲的情况，有时也不参考中线决定前牙切缘线。这样的病例把瞳孔连线（Eye line，Interpupillary line）作为美学参考平面进行记录转移的方法在前牙修复时非常有效（图9-15a～m）。

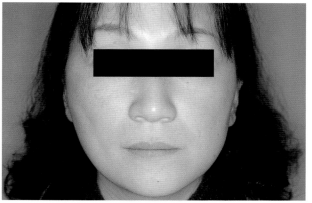

图9-15a 治疗前面型。患者中线向左侧弯曲。

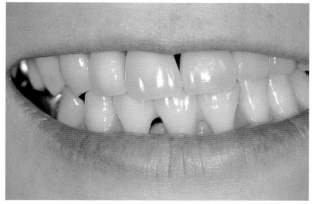

图9-15b 治疗前唇面。主诉改善前牙美观。根据歪曲面型制作牙齿长轴。

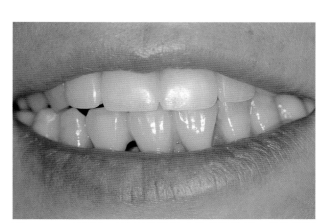

图9-15c 使用临时修复体慢慢改善美学效果。首先只调整上前牙。

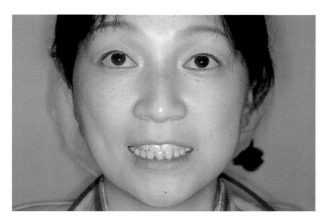

图9-15d 修正临时修复体使切缘线与瞳孔连线平行。

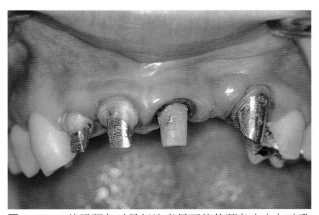

图9-15e 基牙预备时最好注意尽可能使预备方向与瞳孔连线垂直。这样对技工室制作非常有益。

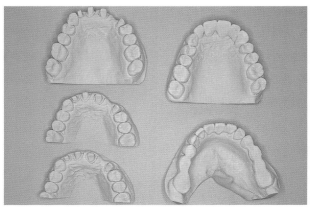

图9-15f 工作模型（牙列用和保存用两个），临时修复体模型及对颌牙列模型。

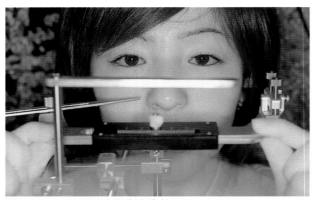

图9-15g 可以记录瞳孔连线的面弓。

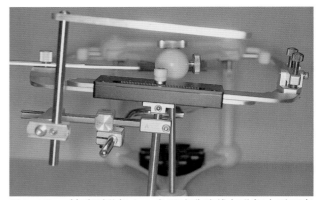

图9-15h 转移到𬌗架上，发现瞳孔连线与𬌗架水平面存在明显差异。

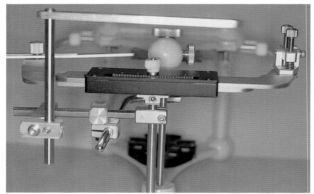

图9-15i 如果瞳孔连线与𬌗架水平面平行，技工操作的预知性就会提高。

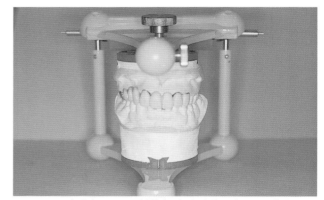

图9-15j 在𬌗架上可以制作与瞳孔连线平行的切缘线。

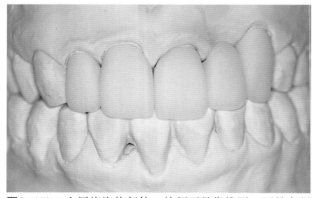

图9-15k 金属烤瓷修复体。技师不是靠推测，而是有预知性，这样可以实现前牙的美学效果。

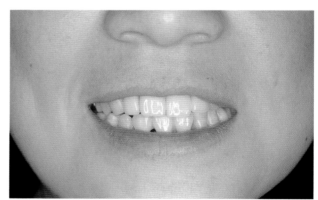

图9-15l 仅修复上前牙。

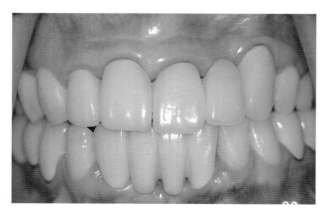

◀图9-15m 修复下前牙。

6. 垂直距离与面型

1 垂直距离决定标准的意见

垂直距离（咬合高度）决定标准的意见概括起来有以下几个方面：

①最大咬合力不是正确标准

②息止颌位不是稳定（再现性高）参考位置

③保持稳定髁突位置的垂直距离变化通过颞颌关节改建可以适应

④不破坏息止颌位范围的前提下抬高垂直距离神经系统容易适应

⑤垂直距离降低对前牙产生咬合创伤

⑥在决定垂直距离基础上分析面型才有效

无牙颌病例

图9-16　无牙颌病例的垂直距离与面型。

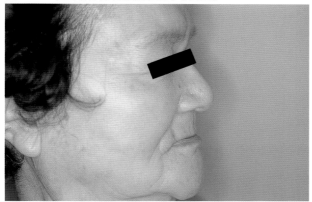

图9-16a　垂直距离太低的面型。上唇变形、下颌前突样面型等明显。

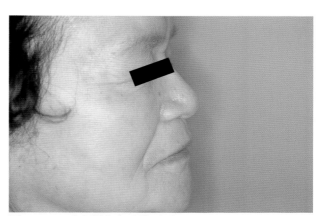

图9-16b　垂直距离合适的面型。

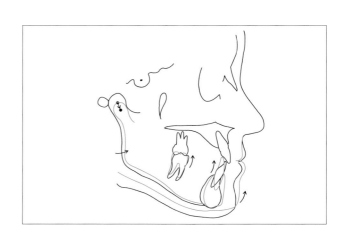

▶图9-16c　随着垂直距离降低面型发生的变化（蓝色线）。口唇（特别上口唇）的形态变化、下前牙深覆殆、下颌前突、髁突位置改变、面后部高度降低等面型的改变。

2 咬合治疗的各种条件

通过修复治疗或正畸治疗提高垂直距离进行咬合治疗时，满足以下这些条件非常重要：

①位于稳定位置的髁突只做旋转运动，无抬高

②闭口肌群长度不发生很大改变的抬高，也就是保持面后部高度范围内的抬高患者容易适应

③咬合抬高后两侧后牙在正中关系咬合均匀就形成了咬合稳定

④前牙诱导舒适，对前牙无创伤性咬合压力

作者对于必须重建垂直距离的病例，同时使用临时修复体的检查和面型评价（**图9-16，图9-17**）。

有牙颌病例

图9-17 有牙颌病例的垂直距离与面型。

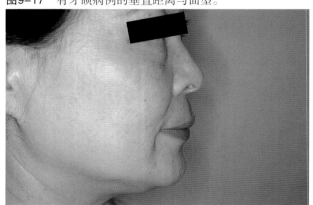

图9-17a 垂直距离合适的面型。

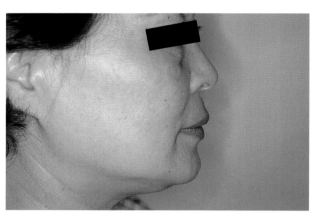

图9-17b 抬高1.5mm。上唇虽然有点外翻，但是下颌位在适应范围内。

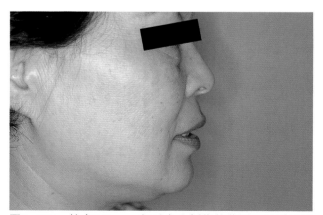

图9-17c 抬高3.0mm。超过息止颌位的范围，口唇呈开口状态。出现髁突滑移和面部后方高度增大，这样的下颌位不恰当。通过面型也能判断。

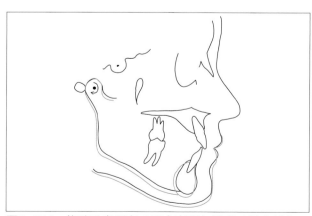

图9-17d 伴随垂直距离（咬合高度）增高（绿色线）。髁突仅做旋转运动的范围。面后部高度几乎不变的咬合抬高患者容易适应，而且面型变化也很少。

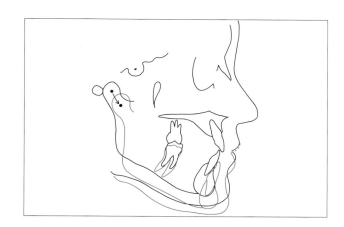

▶**图9-17e**　明显的咬合抬高影响面型变化（红色线）。髁突滑移位置变得不稳定、面后部高度增大、口唇形态改变、息止颌位范围破坏等，患者很难适应。

第 10 章

种植牙修复的咬合模式

1. 种植牙修复的咬合意义

种植牙修复的预知性受种植牙特有的生物学机制、咬合、种植牙周围组织及美学等要素影响。前牙，特别是上前牙种植牙修复美学效果极其重要。并且，如果考虑种植修复的使用寿命，那么恰当的生物学机制、咬合模式及种植牙周围软硬组织要素必不可缺。

其中，避免外力创伤即咬合力控制是预防种植体周围骨组织吸收及维持骨整合非常重要的要素。这是所有种植牙修复必须注意的共同事项。

生物学机制应该重点考虑通过外科手术和修复治疗时骨组织受到的影响、种植体缓压结构、种植体自身承受应力的能力（表面积、长度、冠根比、配置方式、植入方向）及上部结构精密的适合性等要素。外科手术需要注意的要点很多，主要包括获得皮质骨支持情况、骨质的判断、解剖结构允许植入最长种植体的恰当位置及种植体植入方向等。而且，在此基础上的修复治疗也非常重要。如果不充分考虑生物学机制而勉强设计修复体，就可能导致种植牙修复失败。例如桥体太长、咬合面太宽等高风险的设计。

另外，即使严格地把生物学机制作为基础，如果咬合模式出现问题，那么仍然可能导致种植牙修复失败。模仿天然牙列咬合模式是方法之一。但是，种植牙列与天然牙列在骨组织评价及神经系统本体感受器对咬合力调控等方面存在一定差异。所以，最好的方法是修正咬合模式，以避免咬合力对种植体形成创伤。

每个病例认真检查后牙正中关系、前牙咬合关系、前牙诱导形成后牙咬合分离及长期咬合稳定（支持），形成恰当的咬合模式（参考第1章"咬合治疗的基本原则"），才能提高种植牙修复的预知性。

2. 天然牙列与种植牙牙列

天然牙咬合治疗的基本原则前面已经说明（参考第1章至第5章）。如果考虑颞颌关节、肌肉、牙列的解剖学位置关系，种植牙修复也可以使用与天然牙相同的力学原理。因此形成与天然牙相同的咬合模式也可以。即使用以下基本原则（表10-1）：

　　①后牙正中关系
　　②前牙咬合关系
　　③前牙诱导形成后牙咬合分离
　　④长期咬合稳定（支持）

然而，天然牙有牙周膜，其中本体感受器对咬合力具有防御反应功能，即对于过大或方向不利的咬合压力具有调控作用。可是，种植体与骨组织形成了骨整合，缺少替代牙周膜中本体感受器的作用。所以，天然牙和种植牙共存的牙列必须要考虑控制咬合力，通过修正咬合模式来解决这个问题是现阶段最现实的办法。另外一个不可忽视的事实是种植牙修复时种植体长度、植入位置、牙齿颗数等生物力学要素也与分散咬合力有关。因此，种植牙修复的咬合模式必须与天然牙咬合模式不同。

1 相同点与不同点（表10-2）

（1）相同点（图10-1）

无论是天然牙列，还是种植牙牙列，颞颌关节和肌肉的功能都相同。而且，颞颌关节-肌肉-牙列的解剖位置也相同。因此，在口颌系统中下颌形成Ⅲ类杠杆的力学原理不变，在种植牙牙列分散咬合力方面也可以使用与天然牙列相同的咬合原则。

（2）不同点（图10-2）

天然牙牙根与牙槽骨之间有牙周膜，其中本体感受器可以调控咬合力。种植体和牙槽骨界面之间不存在临床有效的本体感受器。因此最好考虑咬合力对骨面的直接作用。

如果从力学方面考虑，种植体和天然牙牙根的形态、物理性能、长度等不同。而且，种植体表面形态的制作方法和材料不同，骨界面咬合力的分散模式也各种各样。另外，种植牙承受咬合力部位自体骨骨质也非常重要，与天然牙列的力学原理存在极大的不同。

综上所述，种植牙咬合虽然沿袭天然牙的咬合原则（表10-1），但是必须纳入部分种植牙修复特有的咬合模式。

表10-1　天然牙咬合治疗的基本原则

①后牙正中关系
②前牙咬合关系
③前牙诱导形成后牙咬合分离
④长期咬合稳定（支持）

表10-2　天然牙列和种植牙牙列

共同点	不同点
·盘-髁复合体	·牙周膜和骨整合
·肌肉运动	·本体感受器
·Ⅲ类杠杆	（牙周膜和肌肉）
	·牙根和种植体
	·骨质影响

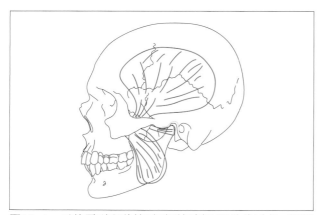

图10-1　天然牙列和种植牙牙列解剖生理学共同点。颞颌关节、咀嚼肌群及下颌Ⅲ类杠杆的功能不变。

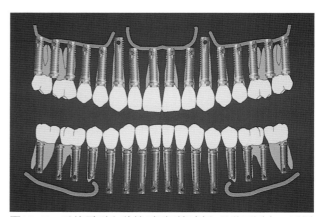

图10-2　天然牙列和种植牙牙列解剖生理学不同点。牙周膜和骨整合、牙根和种植体、本体感受器及骨质影响等不同。

❷种植牙修复的咬合重要性

种植牙治疗失败的两大主要原因是感染和创伤（**表10-3**）。并且，根据种植牙修复5年随诊报告失败原因感染（Peri-Implantitis）占10%，多数为早期感染（种植体植入1年内），然而90%为负担过重（Over Loading），其中失败的45%发生在上部结构安装后1年以内，55%发生在1年以后。负担过重造成的不良影响是咬合创伤（**图10-3**）。

综上所述，可以理解为建立恰当的生物学机制和咬合模式非常重要。为了实现种植牙修复的长期成功，熟练地分散咬合力，防止给种植体和骨组织造成咬合创伤是重点。

表10-3 种植牙失败的两大主要原因

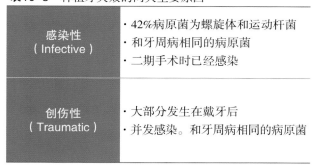

感染性 （Infective）	·42%病原菌为螺旋体和运动杆菌 ·和牙周病相同的病原菌 ·二期手术时已经感染
创伤性 （Traumatic）	·大部分发生在戴牙后 ·并发感染。和牙周病相同的病原菌

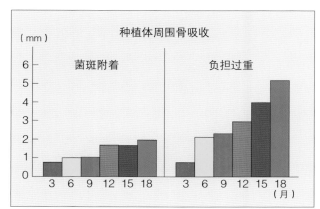

图10-3 种植体周围骨吸收与咬合负担过重关系密切。Isidor等（1996）观察骨吸收发现与咬合创伤不良影响有关（Isidor等：1996引用改变）。

3. 无牙颌病例的咬合模式

有关骨内种植体支持的固定桥（Bone Anchored Bridge）承受咬合力时感知能力的生物力学研究很多。其中应该特别关注的报告是骨内种植体支持的固定桥不是通过骨组织感受咬合力，而是主要通过包含肌肉的神经系统感知来调控咬合力。这点和天然牙通过牙周膜中压力感受器感知有所不同。

和天然牙相比骨内种植体支持的固定桥很难感知水平方向负重。然而，对于垂直方向负重，50g以下的较轻压力就能感知。

考虑咬合应力分散时建议以上报告是非常有用的临床指南。咀嚼意识作用下的功能运动咬合应力主要来源于垂直方向的动态负重，所以骨内种植体支持的固定桥对于这样的咬合力优先发挥神经肌肉反射的调控作用。

然而，像磨牙症这样无意识作用下的非功能运动和习惯性咀嚼研磨运动，多数情况下咬合应力主要来源于水平方向的负重。

特别是夜磨牙时异常咬合力可能高达70～100kg，可是骨内种植体支持的固定桥对这样的负重具有很难感知的生物学特性。

因此，必须采取措施避免骨内种植体支持的固定桥遭受水平负重导致的咬合创伤。

1 无牙颌病例1

（1）种植体5～6颗（图10-4a）

下颌两侧颏孔之间植入5～6颗种植体，上方安装相当于$\overline{6+6}$固定桥的种植上部结构修复体的使用寿命众所周知（图10-4b）。

下颌两侧颏孔之间骨质一般1～2类比较好，容易获得皮质骨支持。而且与其他部位相比可以使用错位排列植入多颗长种植体。所以，从生物力学观点来说这样的条件无可挑剔。

如果从咬合模式角度来说，就会出现骨内种植体支持的固定桥远中即延长桥体部分后牙正中关系形成下颌闭口中止功能的问题（设计与咬合原则的矛盾）。

此问题结果远中延长部分（悬臂）随着使用年限增加可能会出现负担过重，最终导致远中种植体周围骨组织咬合创伤。咬肌和翼内肌作用明显的病例（例如异常功能病例），出现这种不良影响的概率就会显著增大。为了避免出现这种问题，此类病例的咬合模式最好包含前牙的所有牙齿在正中关系咬合形成下颌闭口中止，其目的实现闭口位置咬合力分散。

形成这种咬合模式时为了实现正中关系所有牙齿的咬合支持，前牙也要形成咬合接触。这类病例前牙如果形成正常咬合关系（上下前牙之间形成10～20μm间隙），咬合支撑就会只出现于桥体延长的后牙（没有种植体支持部位），结果就会产生支撑力不足的问题。

天然牙列关注的前牙咬合支持风险（前牙咬合创伤），对于这种种植牙牙列病例来说完全没有必要。

前牙诱导形成后牙咬合分离以天然牙咬合原则为标准。在偏离正中关系运动过程中通过前牙诱导后牙形成咬合分离。根据肌肉和颞颌关节可以进行舒适的后牙咬合分离决定前牙诱导最重要。

无牙颌病例使用临时修复体决定正中关系和前牙诱导形成后牙咬合分离最可靠（图10-4c，

无牙颌病例1

植入5～6颗种植体

图10-4　无牙颌病例必须安装临时修复体，通过反复试验评价下颌位置，建立稳定正中关系及前牙诱导形成后牙咬合分离。

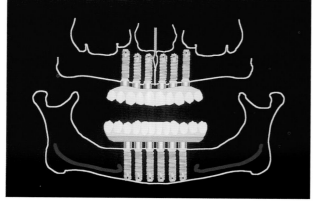

图10-4a　无牙颌病例。植入5～6颗种植体。

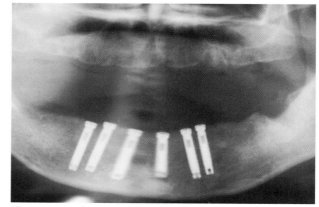

图10-4b　下颌颏孔之间植入5～6颗种植体病例。

d）。使用临时修复体建立所有牙齿接触的正中关系后再调整前牙，实现前牙诱导形成后牙咬合分离。这种操作由于依靠反复试验，所以必须使用自凝塑料进行添加与磨改。在戴用临时修复体期间，髁突位置和肌肉活动反复进行调节，下颌位置反复发生变化，最终回到稳定舒适的位置，这种方法在临床上可以经常遇到（图10-4e～g）。

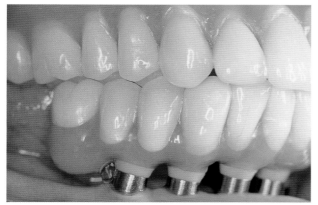

图10-4c　灵活运用临时修复体确定下颌位置和正中关系。

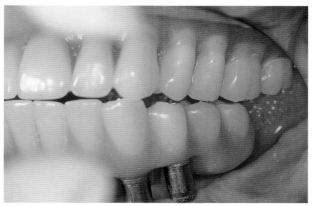

图10-4d　使用临时修复体评价是否实现了无障碍且舒适的前牙诱导形成后牙咬合分离。

▶图10-4e　相同病例上部结构唇面。

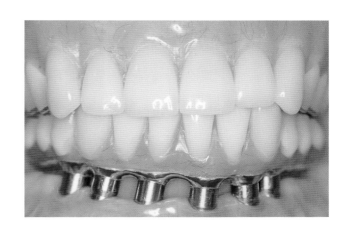

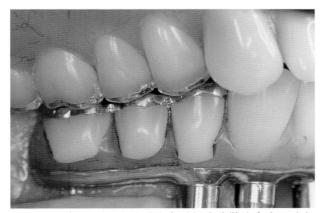

图10-4f　仅后牙正中关系咬合时很难分散咬合力，让包含前牙在内的全部牙齿（全牙列）形成咬合接触。因此，不要形成正常的前牙咬合关系。

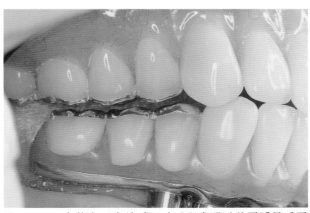

图10-4g　在偏离正中关系运动过程中通过前牙诱导后牙形成咬合分离。前方诱导在力学方面非常有利。

（2）上颌：种植体6～8颗

在紧靠两侧上颌窦前方位置植入6～8颗种植体，6＋6安装固定桥的种植牙修复存在一些问题。

通常情况下上颌骨骨质不如下颌骨，如果上颌植入种植体安装远中延长固定桥，那么咬合应力就会长期集中在远中种植体周围，结果导致种植体周围骨吸收和骨整合破坏。

咬合模式可以与下颌一样考虑，然而，如果考虑到上颌骨骨质、美学效果、发育成长及清洁性，那么与延长固定桥相比，从生物力学机制及功能角度来说更建议选择覆盖义齿。

2 无牙颌病例2

（1）下颌：种植体10～12颗（图10-5a）

下颌颏孔之间植入5～6颗，两侧后牙部位分别植入3颗，合计可以植入10～12颗种植体的病例，可以安装7＋7的上部结构（图10-5b～e）。

这种情况下修复体通常由分割为3＋3、7-4|、|4-73部分骨内种植体支持的固定桥组成。或者也可以把修复体分割为7-1|、|1-7，这样可以补偿下颌骨开闭口时的变形。

以上这两种方法，无论哪一种都不存在固定桥后牙远中延长部分（悬臂）。因此，后牙正中关系形成下颌闭口中止功能、防止前牙外飘的前牙咬合关系、前牙诱导形成后牙咬合分离防止侧向应力等，完全可以实现天然牙的咬合原则和相同的咬合模式。

从口颌系统咬合支持的角度来看，这种修复方法容易实现解剖生理最协调的状态，对于颞颌关节和肌肉活动来说也是最有利的咬合模式。因此，也容易获得长期的咬合稳定。

（2）上颌：种植体10～12颗

上颌如果解剖条件允许，也可以植入10～12颗种植体，安装7＋7骨内种植体支持的固定桥。上颌骨质不好的病例使用更长种植体时，上部结构应该使用7＋7整体固定桥，避免远中桥体延长等各种各样连带问题。

无牙颌病例2

植入10～12颗种植体

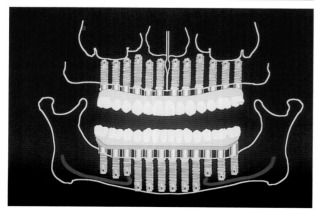

图10-5a　无牙颌病例。植入10～12颗种植体。

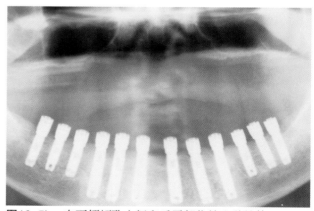

图10-5b　在下颌颏孔之间和后牙部位植入种植体。

咬合模式建立后牙正中关系、恰当的前牙咬合关系及舒适的前牙诱导形成后牙咬合分离才可能实现咬合的长期稳定（**表10-4**）。

上下颌无论哪种情况都需要灵活运用临时修复体来确定颞颌关节和肌肉协调的恰当下颌位置，重建正中关系和前牙诱导形成后牙咬合分离。

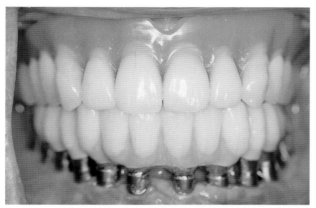

图10-5c　同一病例上部结构唇面。

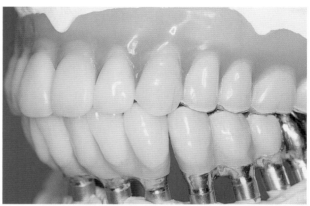

图10-5d　在相当于后牙部位形成正中关系，实现下颌闭口中止功能。相当于前牙部位形成正常的前牙咬合关系。上下前牙相对并保持10～20μm间隙。

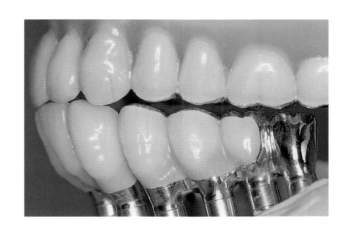

▶图10-5e　偏离正中关系运动过程中建立前牙诱导形成后牙咬合分离的咬合模式。

表10-4　种植牙列咬合模式（无牙颌病例）

咬合模式（无牙颌病例）	种植体设置	
	1. 前牙部位植入5～6颗	2. 前牙部位、后牙部位植入10～12颗
正中关系	全部牙咬合接触	后牙咬合接触
前牙咬合关系	不形成	上下颌前牙之间形成10～20μm间隙
前牙诱导形成后牙咬合分离	前牙诱导 后牙咬合分离	前牙诱导 后牙咬合分离

3 无牙颌病例3

考虑咬合模式和安全的生物学机制，建议使用以下种植体设置（图10-6）。

（1）上颌种植体配置（8~10颗）

两侧：①尖牙、②第一前磨牙、③第二前磨牙、④第一磨牙位置左右分别植入种植体（合计8颗）。前牙部位使用桥体（图10-6a）。

上颌后牙缺损部位牙槽骨过度吸收的病例很多。所以，如果像以上叙述的那样配置和植入种植体比较困难或不可能情况下，就必须施行上颌窦提升术（图10-6b~g）。

（2）下颌种植体配置（8~10颗）

两侧：①中切牙、②尖牙、③第二前磨牙、④第一磨牙位置左右分别植入种植体（合计8颗）（图10-6h，i）。上部结构从正中分开。

下颌后牙缺失部位牙槽骨吸收病例参考CT影像，绝对避免神经损伤。另外，尽可能在合适位置植入长种植体。考虑咬合和生物学机制，最好使用诊断蜡型进行设计和制作外科导板。

这样配置种植体的理由是在生物力学机制方面应力分散最合理。结果可以形成与天然牙相同的理想咬合，容易均等分散咬合力。

无牙颌病例3

考虑咬合模式和安全生物学机制的种植体配置

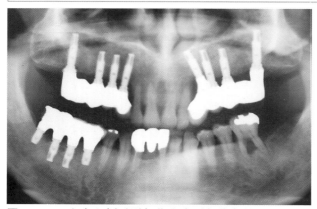

图10-6a　左右上颌后牙部位和尖牙部位各植入4颗种植体。

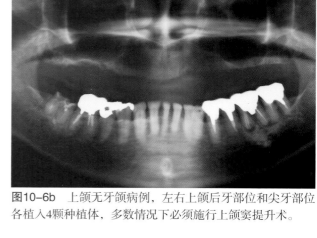

图10-6b　上颌无牙颌病例，左右上颌后牙部位和尖牙部位各植入4颗种植体，多数情况下必须施行上颌窦提升术。

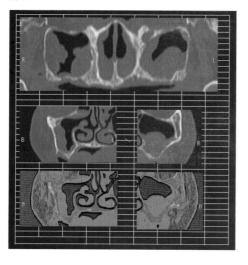

◀图10-6c　同病例CT影像。从这个CT影像的上部影像（全景：矢状面）可以判断必须施行上颌窦提升术。从中部影像可以把握有无骨穿孔、上颌窦黏膜状态及植骨量等。下部影像冠状面用彩色编码可以判别骨组织、软组织及空腔。

图10-6d ~ f 上颌窦提升术。自体骨移植与异体骨移植并用。

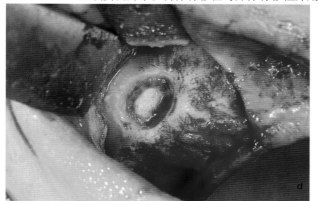

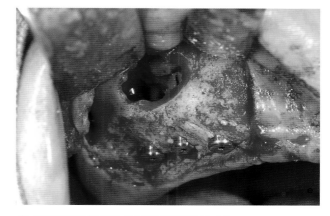

▲图10-6d 侧壁圆形开窗。

▲图10-6e 从开窗部位可以看见种植体和提升部位。

▶图10-6f 骨移植填埋提升部位。

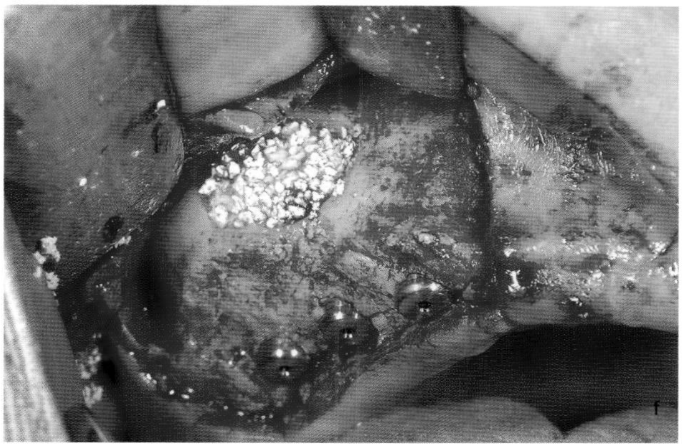

▶图10-6g 植入种植体。

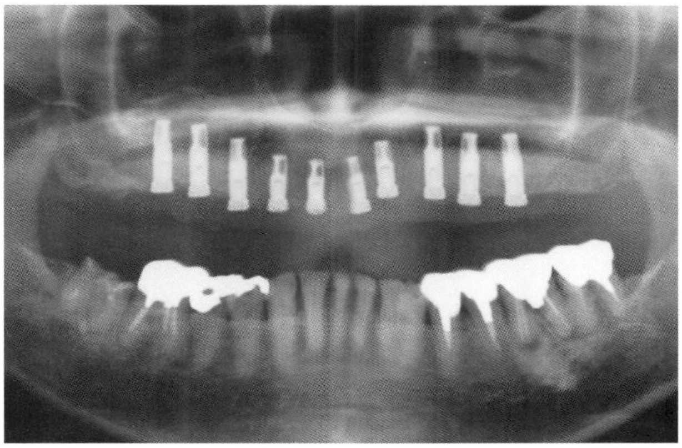

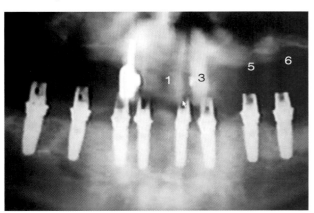

图10-6h 下颌无牙列病例在左右（中切牙、尖牙、第二前磨牙、第一磨牙）位置分别植入种植体（合计8颗）。

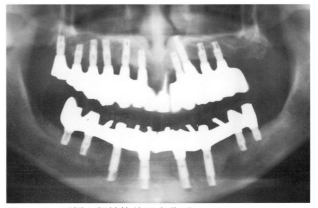

图10-6i 下颌上部结构从正中分开。

4. 牙列部分缺损病例的咬合模式

1 种植牙修复特有的咬合模式

（1）原则1

形成骨整合的种植体与天然牙相比生理动度非常小。并且，在咬合力作用下被挤压量也很小（图10-7）。

众所周知，天然牙在咬合力作用下可以被压低20~30μm。所以，天然牙与种植牙混合存在的牙列为使种植体和骨组织免受咬合创伤，必须减轻修复体咬合接触。

另外，根据本体感受器感知阈值研究发现，天然牙对咬合力的感知能力比种植牙小10倍。种植修复体即使受到非常大的力，力的调控机构也不行使功能。

（2）原则2

尽可能让天然牙（前牙）行使前牙诱导功能，避免给种植修复体造成负担。

对于侧方压力，天然牙比种植牙呈现5~10倍的动摇度。作为前牙诱导功能的担当，前牙优先选择本体感受器的功能更加敏锐，并且被压容许量更大的天然牙。这点对于单颗前牙种植修复特

别重要。另外，考虑上颌骨质比较薄弱，前牙诱导尽可能限制在消极状态才是上策。

（3）原则3

前牙诱导形成后牙咬合分离的咬合模式对于种植牙修复非常有效。

下颌偏离正中关系运动过程中，如果避免后牙牙尖干扰，闭口肌群肌肉活动就会减少。这种后牙咬合分离的机制即使对种植修复来说也是非常有益的。如果存在恰当的前牙诱导，后牙部位作用于种植体的侧向力就可能被防止，肌肉活动就会减少，下颌骨变形就可能被抑制。

前牙诱导不足（缺失）和极度磨牙症（功能异常）很容易导致种植体周围骨吸收及脱落等创伤性失败。

2 后牙游离端缺失（图10-8a~o）

后牙缺失病例在缺牙部位植入与缺牙数相同颗数种植体，安装的上部结构把形成后牙正中关系作为首要目的。后牙为了中止下颌闭口，形成恰当的垂直距离必须注意对咬合支持非常重要的生物学机制（种植体数目、长度、冠根比、

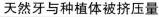

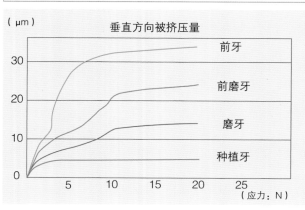

◀图10-7　天然牙比人工牙牙根动摇度大。而且，咬合力作用下被挤压量不同。此图表示垂直方向被挤压量（Jacobs等：1993引用改变）。

配置、植入方向等）。正中关系咬合时后牙通过咬肌和翼内肌支持咬合力。根据下颌Ⅲ类杠杆原理，后牙越往远中咬合力越大，所以避免上部结构勉强延长（悬臂）。

后牙缺失病例咬合模式另一个重要目的是避免偏离正中关系运动过程中的牙尖干扰。也就是前牙诱导形成后牙咬合分离必须由前牙诱导来实现。就像前面描述的那样，种植修复体对于侧方压力的感知能力低，即使受到很强的水平压力，神经肌肉系统的防御功能也很难发挥作用。这是

严重磨牙症病例特别容易发生的问题。因此，前牙诱导形成后牙咬合分离是后牙种植修复不可缺少的要素。可是，安氏Ⅱ类1分类和前牙开𬌗病例不能实现前牙诱导形成后牙咬合分离，所以在偏离正中关系运动过程中就会出现牙尖干扰。在咀嚼运动过程中牙尖干扰引起咬合创伤损害比较少，然而，就寝时紧咬牙和磨牙的危害非常大。正因为这样，应该采取措施避免夜间后牙牙尖干扰。建议夜间佩戴前牙松弛型𬌗垫（参考第7章"颞颌关节病诊断与治疗"）。

后牙游离端缺失

后牙游离端缺失必须反复进行下颌位置再建。并且大部分病例在取咬合关系时容易出现问题。为了克服这样问题，最有效的方法是灵活运用临时修复体。

间接法制作的临时修复体佩戴在口内，为了建立后牙正中关系、恢复恰当的前牙咬合关系、实现前牙诱导形成后牙咬合分离，需要反复添加与磨改自凝塑料进行修正。

而且，取咬合关系时使用临时修复体，并把工作模型精密地安装到𬌗架上（**表10-5**）。

这样才能详细且正确地形成恰当的垂直距离、水平颌位关系、牙尖交错位咬合接触、后牙牙尖倾斜等。为了使这种方法取得的咬合关系维持长期稳定，给临时修复体使用金属咬合面非常有效。

图10-8 后牙游离端缺失病例。

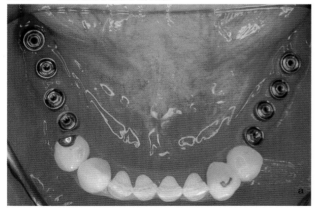 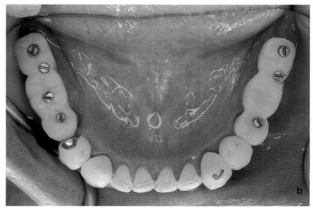

图10-8a，b a：7-5|5-7缺失病例左右分别植入4颗种植体。b：使用临时修复体评价后牙正中关系和下颌位置，探索前牙诱导形成后牙咬合分离。反复添加和磨改自凝塑料，摸索𬌗面形态。

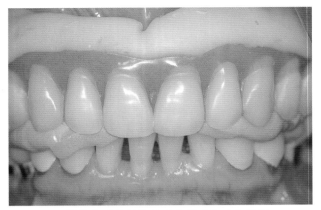

图10-8c 模仿临时修复体的咬合模式取咬合关系。

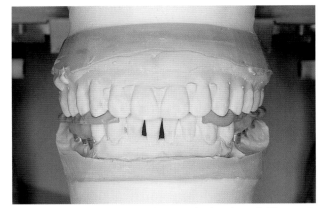

图10-8d 使用临时修复体的咬合关系把工作模型上殆架。

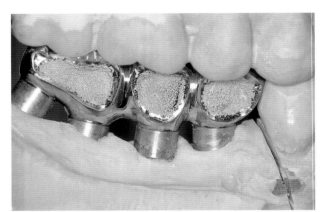

图10-8e 右侧牙尖咬合。

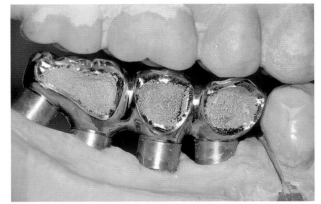

图10-8f 右侧后牙咬合分离。

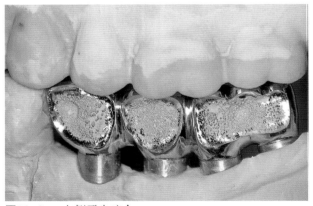

图10-8g 左侧牙尖咬合。

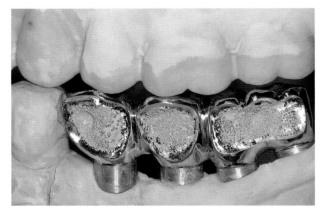

图10-8h 左侧后牙咬合分离。

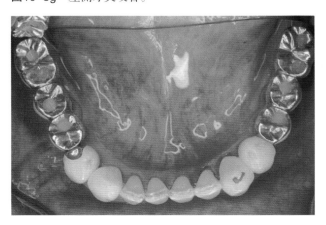

◄图10-8i 上部修复体咬合面。使用金合金咬合面形成长期咬合稳定。

下颌后牙部位注意事项（图10-8j～o）

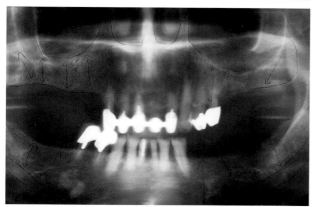

图10-8j 下颌后牙缺失部位牙槽骨吸收病例。

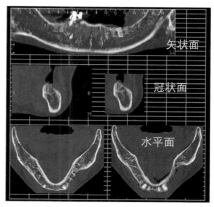

图10-8k 参考CT影像，在避免损伤神经基础上尽可能植入长种植体。根据冠状面影像8mm长种植体比较合适。根据水平影像观察到颊侧骨壁吸收。

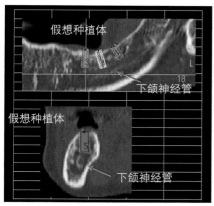

图10-8l 在CT影像上模拟立体植入种植体。

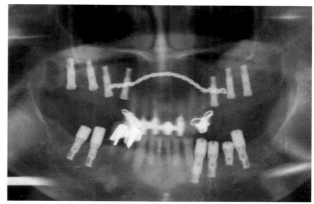

图10-8m 同病例植入种植体状态。

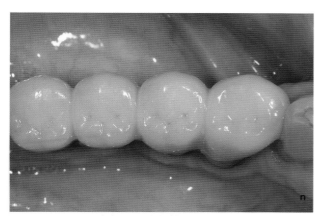

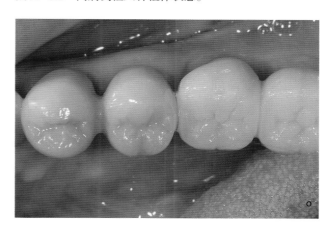

图10-8n，o 同病例上部修复体。

表10-5 种植牙修复取咬合关系

·使用临时修复体取咬合关系
①保持垂直距离和再现正中关系
②再现前牙咬合关系和前牙诱导形成后牙咬合分离

▣ 前牙缺失（图10-9a～l）

前牙缺失使用种植牙修复时美学效果和咬合功能协调非常重要。外科手术的前提条件是把种植体植入恰当的位置。

修复时灵活应用临时牙确认美学效果、发音功能、口唇丰满度及咬合状态的好坏。并且把临时修复体形成的各种信息再现到最终修复体上。临床有效的方法是灵活运用交叉安装法（参考第6章"4. 通过交叉安装法再现前牙诱导形成后牙咬合分离"）。

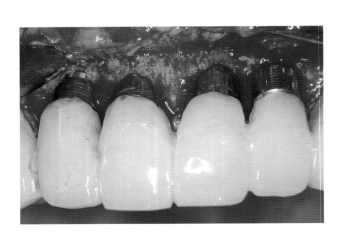

◀图10-9a　上前牙植入4颗种植体。

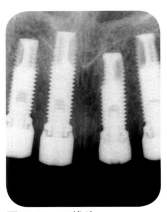

图10-9b　X线片。

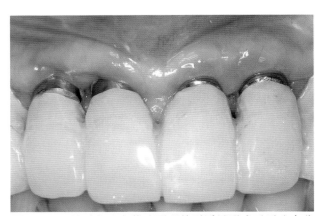

图10-9c　通过交叉安装法再现前牙诱导形成后牙咬合分离（参考第6章"日常临床咬合模式"）。使用临时修复体形成前牙舌面形态。

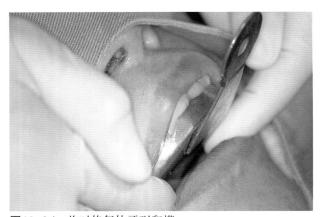

图10-9d　临时修复体牙列印模。

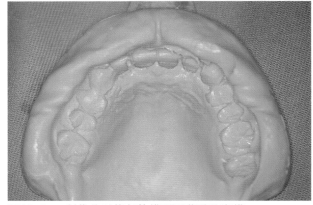

图10-9e　制作临时修复体模型用藻酸盐印模。

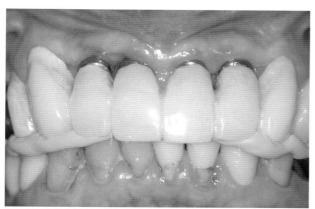

图10-9f 取咬合关系。

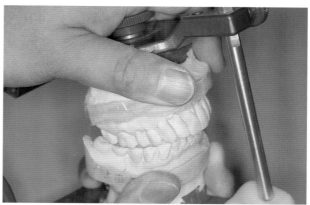

图10-9g 临时修复体模型上殆架和制作切导盘。

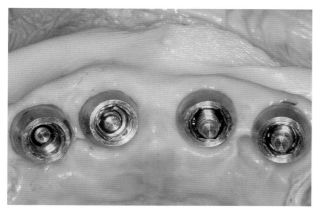

图10-9h 制作工作模型用硅橡胶印模。

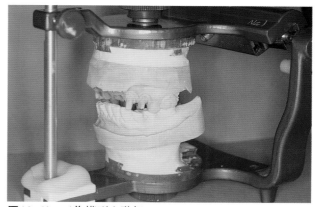

图10-9i 工作模型上殆架。

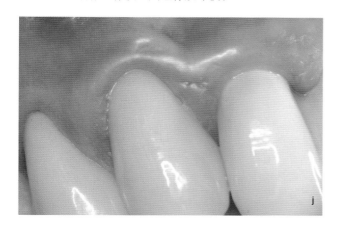

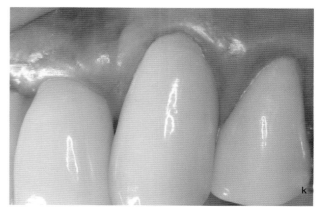

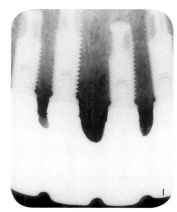

▲图10-9j 完成的上部修复体，右面。

▲图10-9k 完成的上部修复体，左面。自动再现使用临时修复体模型实现的前牙咬合关系和前牙诱导形成后牙咬合分离。

▶图10-9l 戴牙后X线片。

4 单颗牙缺失

使用一颗牙承受咬合力需要注意种植体表面积、长度、冠根比（种植体与上部修复体的长度比）等要素。为了适当分散咬合力防止应力集中和不良侧向力，必须重新考虑咬合模式。另外，

不能忽视对骨组织的评价。

在上颌Ⅲ类骨和Ⅳ类骨中植入1颗18mm种植体和在下颌Ⅰ类骨和Ⅱ类骨中植入1颗18mm种植体可以对抗咬合力的骨整合强度自然不同。1颗牙缺失病例这种差异特别明显。

反复提到下颌为Ⅲ类杠杆。后牙比前牙受力

单颗前牙缺失

图10-10 单颗前牙缺失病例。

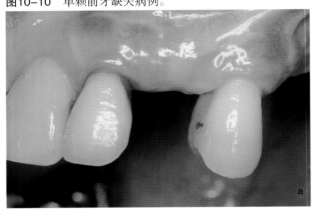

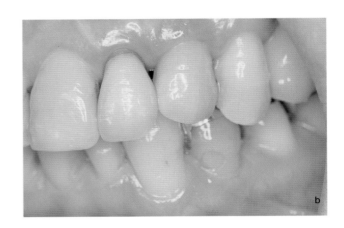

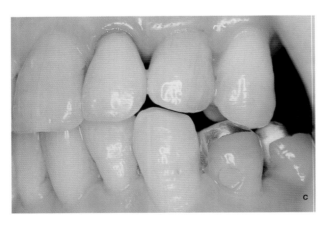

▲ **图10-10a** 在尖牙缺失部位植入18mm种植体。骨质为Ⅱ~Ⅲ类，最好不形成积极诱导。

▲ **图10-10b** 牙尖交错位上下前牙之间形成30μm以上间隙的前牙咬合关系，即使紧咬牙时也不发生咬合接触。

◀ **图10-10c** 尽可能让邻接天然牙承担前牙诱导。

表10-6 前牙咬合关系

修复体	对颌牙	咬合条（≈10μm）	
		轻咬合	紧咬合
天然牙	天然牙	×（1张）	○
种植牙	天然牙	×（2张）	×（1张）
种植牙	种植牙	×（3张）	×（2张）

表10-7 前牙单颗种植牙

① 前牙恰当的咬合关系
· 牙尖交错位无咬合接触
· 即使紧咬牙时，也无咬合接触
（10~20μm间隙）
② 让邻接天然牙承担前牙诱导

更大，防止后牙单颗种植牙侧向力非常重要。

（1）单颗前牙缺失（图10-10a～c）

牙尖交错位上下前牙不直接发生咬合接触，即使在紧咬牙状态下，上下前牙之间也应该保持10～20μm间隙。轻咬合时这个间隙更大，例如必须保持30～40μm间隙（恰当的咬合关系）（**表10-6，表10-7**）。

避免使用1颗种植前牙行使前牙诱导。众所周知，天然前牙诱导时，前牙有30μm以上的动摇度。如果很难避免使用种植前牙诱导，就必须形成和邻接天然牙一起诱导，即使用前牙组牙功能的咬合模式。

骨质比较差的部位，例如上颌前牙，禁忌使用1颗种植牙诱导。特别是明显功能异常病例，夜间必须戴用前牙松弛型𬌗垫防止咬合创伤。

（2）单颗后牙缺失（图10-11a～j）

设计轻咬合时牙尖交错位无咬合接触，单颗

后牙与对颌牙保持10μm左右间隙。紧咬合时牙尖交错位发生咬合接触（后牙正中关系）。也就是咬合时咬合记录条在上下颌牙之间牢固咬住（**表10-8，表10-9**）。

咬合力最好作用在种植体正上方，并且理想位置为𬌗面中央位置附近。防止所有偏离正中关系运动过程中牙尖干扰形成的侧向力。因此，通过前牙诱导形成后牙咬合分离必不可少。如果很难实现，就应该尽可能降低牙尖斜度和减小𬌗面颊舌径来减轻侧向应力的影响。功能异常明显的病例，为了防止咬牙和磨牙不良习惯，建议夜间佩戴前牙松弛型𬌗垫。

5 咬合稳定

种植牙修复与取咬合关系、上部修复体适合性及咬合面材料的咬合稳定性有很大关系（**表10-10**）。

单颗后牙缺失

图10-11　单颗后牙缺失病例。

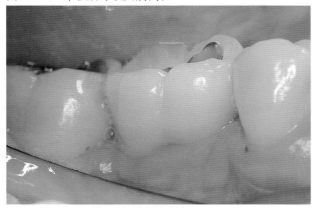

图10-11a　单颗第一磨牙种植修复。

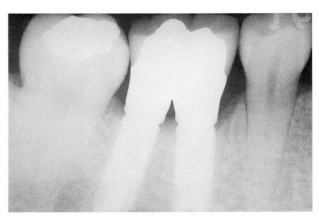

图10-11b　植入两颗长度为13mm种植体。

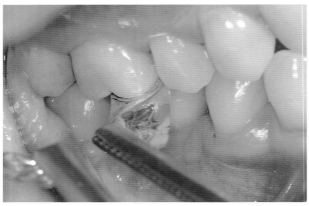

图10-11c 轻咬合时上下牙之间形成10μm以上间隙确保咬合记录条可以抽出。

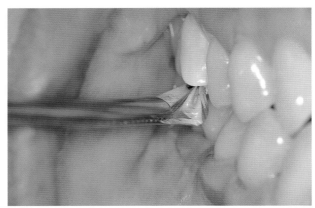

图10-11d 紧咬合时咬合接触。偏离正中关系运动过程中咬合分离。

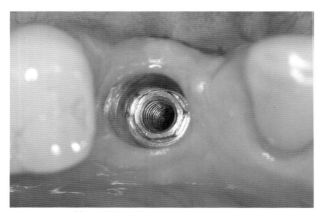

图10-11e 第一前磨牙单颗种植修复。

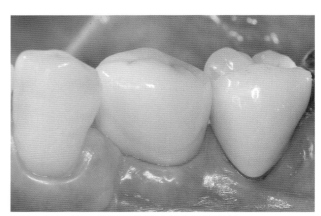

图10-11f 第一前磨牙单颗种植上部修复体。

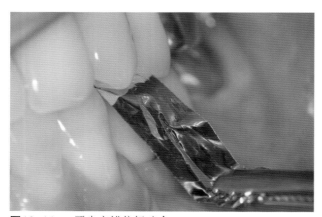

图10-11g 牙尖交错位轻咬合。

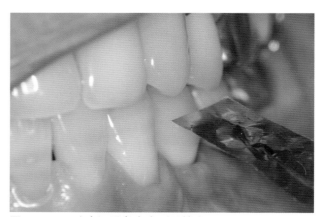

图10-11h 咬合记录条完全可以抽出。

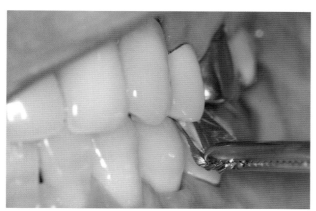

图10-11i　牙尖交错位紧咬合。

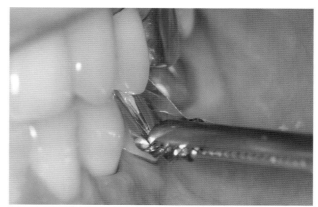

图10-11j　咬合记录条不能抽出，并且被咬住。

表10-8　后牙正中关系

修复体	对颌牙	咬合条（≈10μm）	
		轻咬合	紧咬合
天然牙	天然牙	○	○
种植牙	天然牙	× （1～2张）	○
种植牙	种植牙	× （2张）	○

表10-9　后牙单颗种植牙

① 垂直压力：种植体长轴方向
② 牙尖交错位咬合接触
　·轻咬合无咬合接触
　·紧咬合有咬合接触
③ 偏离正中关系运动时后牙咬合分离

表10-10　上部修复体不适合原因和咬合稳定

·工作模型精度
·下颌骨开闭口时变形
·长度35mm以上修复体需焊接或激光熔接，以预防不密合
·金属烤瓷修复体金属基底变形

第 11 章
咬合维护和远期预后

1. 定期复查

▮ 定期复查间隔[40]

修复治疗结束后，如果满足咀嚼功能、口腔卫生及美学效果等要求，那么就进入定期复查和维护阶段。很多患者常常容易认为戴上修复体的同时牙科治疗就结束了。牙科医生也很容易迎合这样的想法。

可是，应该让患者清楚地理解通过5年、10年、15年、20年、30年这样远期预后观察，为了获得良好的治疗效果必须定期（通常3~6个月）复查和进行适当的维护治疗。复查不宜太早，一般情况下最好从戴上临时修复体或修复体临时粘接开始（**图11-1a**）。详细情况后面介绍，使用明信片与患者进行定期复查联系（**图11-1b**）。

决定每隔几个月进行复查的一个标准，最好把初诊时牙周组织和咬合的破坏程度作为目标。无论天然牙列和种植牙牙列，作者根据每位患者具体情况应该设定1个月、2个月、3个月、6个月等多种形式实施。

其理由是龋齿活动性、牙周病活动性（包括免疫和遗传因素）、生活习惯、咬合状态等诸多重要原因因患者而异。如果再追加，那么可以把握这些致病因子的绝好时机实际上就是初诊时对患者口内状况的认知。因此，初诊时龋坏多发患者的复查间隔当然最好比3个月更短。同样，初诊时重度牙周病或牙周病多发患者最好1~2个月进行复查（**图11-2**）。

另外，严重咬合破坏需重建的患者应该考虑到牙周病或磨牙症及生活习惯等密切相关的复杂病因存在，无论是天然牙牙周病还是种植牙病例最好2~3个月进行复查。关键不是由治疗结束的口腔状况决定定期复查的频度，而是根据初诊时的口腔环境事先定好定期复查间隔才可以说是较好的风险管理。为了长期与患者交往，以上这些关于复诊的认知最重要（**图11-3**，**图11-4**）。

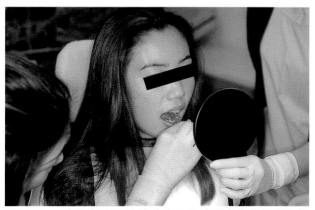

图11-1a　定期复查和维护治疗是地域医疗中获得患者信赖的不可或缺要素。

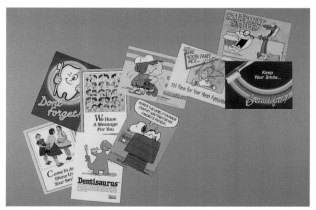

图11-1b　熟练地灵活运用市售明信片（复查卡片）也是方法之一。

定期复查时间决定方法

1~2个月必须复查的病例

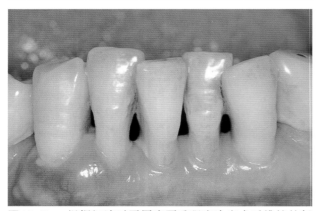

图11-2a　根据初诊时牙周病严重程度决定术后维护的复查间隔。本病例间隔1~2个月复查。

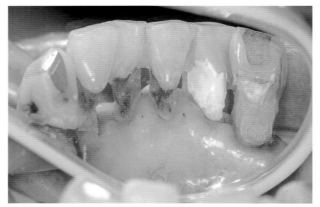

图11-2b　同样，根据初诊时龋齿活动性决定治疗后维护的复查间隔。本病例最好间隔1~2个月复查。

最好6个月复查的病例

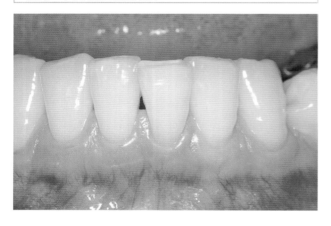

◀图11-3　像这样几乎没有龋齿、牙周病、磨牙症等问题的病例最好间隔6个月复查。

每隔3个月必须长期复查的病例

图11-4　把初诊时口腔环境作为大致目标决定治疗后定期复查的间隔时间。

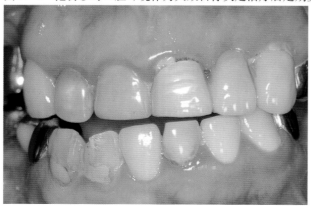

◀图11-4a　治疗前唇面。必须进行牙周、牙体牙髓、修复、咬合再建等各种治疗的病例。应该在评价这样的病例为什么到了这种状况的基础上考虑定期复查的间隔时间。

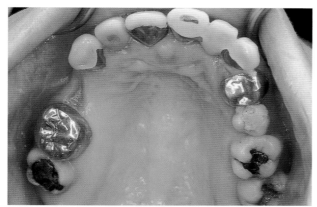

图11-4b 同初诊时上颌牙咬合面。

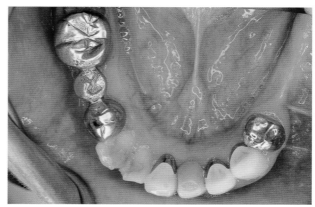

图11-4c 同初诊时下颌牙咬合面。

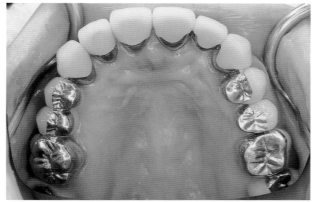

图11-4d 治疗后上颌牙咬合面。

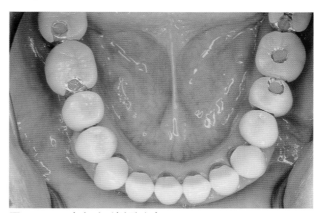

图11-4e 治疗后下颌牙咬合面。

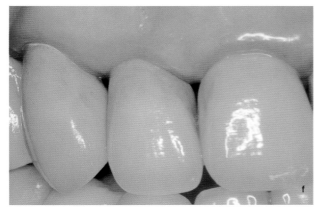

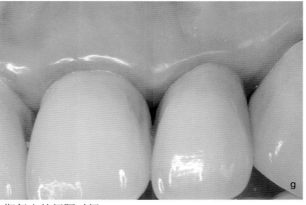

图11-4f，g 刚治疗完的上前牙。不能根据刚治疗完的状况决定定期复查的间隔时间。

2 定期复查通知

定期复查联络方式灵活运用明信片。由于明信片成为患者和牙科医院的联络工具，最好赋予某些特征。寄出的明信片一定要突出牙科医院的个性特点，一定要将明信片制作得漂亮、增加令人感动的话语等，让患者过目不忘、留下深刻印象。顺便说一下，最好大量参考公司制作售卖的各种定期复查卡（参考前面图11-1b）。

让收到定期复查卡的患者对牙科医院抱有好

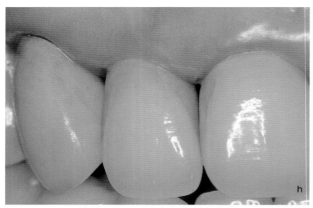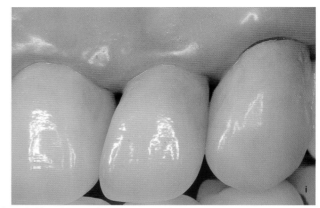

图11-4h，i　持续10年以上每隔3个月定期复查和维护，某种程度是有效抑制牙周病和龋坏的根本原因。

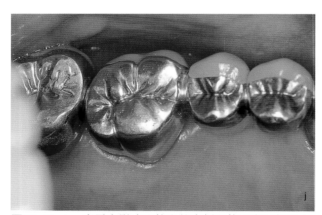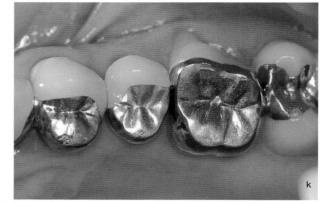

图11-4j，k　磨牙症影响比较少的病例即使已有10年以上，但咬合面磨耗几乎没有。

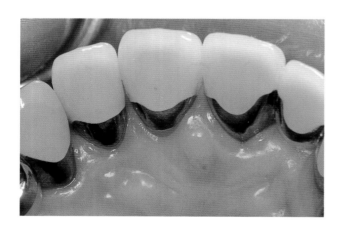

◀图11-4l　上前牙舌面磨耗也几乎没有。垂直距离保持不变。

感。定期复查是确保患者治疗的效果，同时也是对治疗结果观察和评价的方法。只要复查形成动机恰当，自然就会和患者进行5年、10年、15年、20年、30年长期交往。为了增强患者对牙科医院的信任，必须如图11-2～图11-4所示的那样维护

治疗，正因为这样必须保持定期复查。

　　复查卡上的姓名与地址原则上挂号时由患者自己填写。这样可以减轻挂号人员的工作量。然后，如果把复查卡根据邮寄月份不同分开保存，就会无差错地按时寄出，患者就会准时收到。

2. 维护概要

牙科治疗中非常重要且容易忽视的治疗是维护。很多患者临床经验越长，越容易疏忽，直到预后失败再来医院就诊，痛感定期复查和维护治疗的重要性。笔者实施维护治疗的主体是牙周及咬合的检查与评价[29]。

1 牙周维护

牙周维护开始是余留牙牙周组织的评价。主要检查以下这些项目：①有无炎症；②探查龈沟有无出血；③手指按压有无渗出液或流脓；④附

着龈稳定性；⑤牙龈正常的形态、颜色、性状等。精密检查菌斑与牙结石蓄积的相关性。

同时，还要检查修复体周围是否有继发龋、露出的根面是否有龋坏、牙刷等口腔清洁工具使用是否正确。根据病例有时还需要反复去除菌斑和牙结石及根面平整处理。然而，很多病例需要通过手术过程中和手术后进行牙周组织的控制，需要通过牙科医生和牙科卫生士对口腔清洁好坏进行检查与评价，需要通过口腔卫生士对患者的根面平整和恰当的口腔清洁方法进行指导。附着

牙周维护

龋齿活动性非常高的病例

图11-5　牙周维护是和患者进行长期交往不可或缺治疗的一部分。

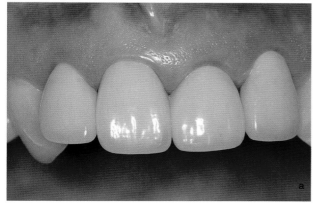
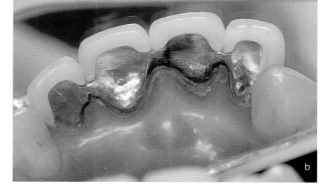
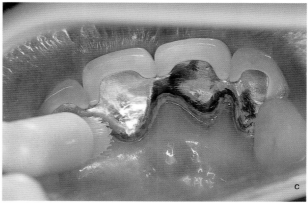

▲**图11-5a**　即使治疗结束，也要进行定期检查，继续进行牙周组织管理。

▲**图11-5b**　本来以为刚做完治疗，患者掌握了正确的口腔卫生方法，实际复查时（3个月）发现舌侧牙颈部附着大量牙结石。

▶**图11-5c**　初诊时发现龋齿活动性非常高，决定把定期复查间隔缩短到2个月。

于牙面的菌斑是龋坏和牙周病的病因，必须详细对患者说明去除的方法，充分获得患者的理解（图11-5～图11-7）。

另外，去除由食物导致的染色，抛光牙面，再现美丽牙齿和健康口腔的印象作为患者继续保持口腔卫生的动力也是很好的方法。

初期牙周炎病例

图11-6　初期牙周炎病例。牙槽骨轻度吸收。

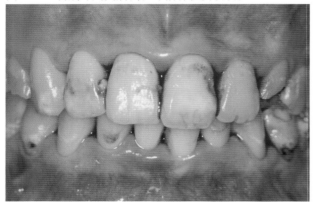

图11-6a　治疗前唇面观。

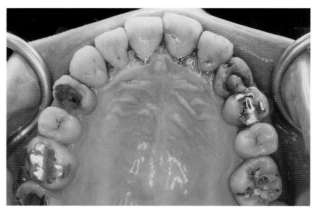

图11-6b　治疗前上颌牙咬合面观。

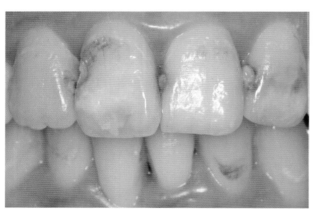

图11-6c　治疗前唇面观。

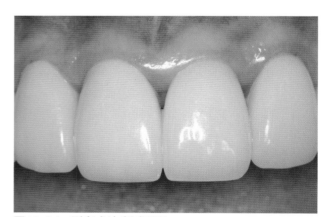

图11-6d　刚完成治疗唇面观。

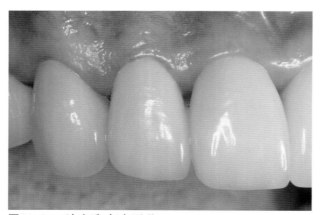

图11-6e　治疗后5年右面观。

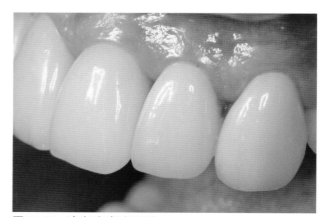

图11-6f　治疗后5年左面观。

关于患者牙周维护，牙科医生和牙科卫生士为患者做什么，如果能够把长期保持口腔健康而努力的体贴心情传递给患者，那么交流就有成效。

维护复查的最初是把实现持续而长期口腔物理疗法（动力和口腔卫生）作为立足点。

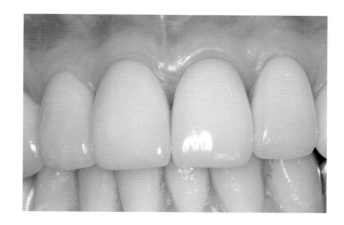

▶图11-6g 治疗后15年唇面。发现刷牙导致牙龈萎缩。

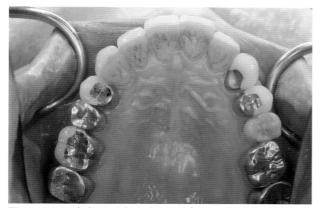

图11-6h 治疗后15年上颌牙咬合面。磨牙殆面磨耗明显。

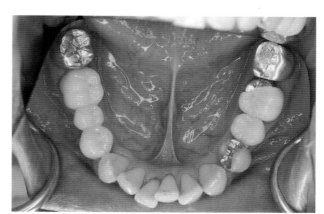

图11-6i 治疗后15年下颌牙咬合面。磨牙症导致殆面明显磨耗。

难治性牙周病病例

图11-7 难治性牙周病病例。牙槽骨持续吸收。仅仅通过正常牙周治疗很难保存牙齿，必须通过连接固定才能实现牙齿和咬合稳定。

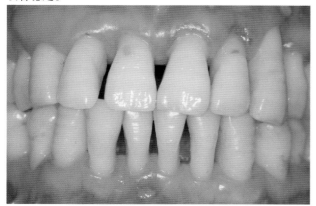

图11-7a 治疗前唇面。

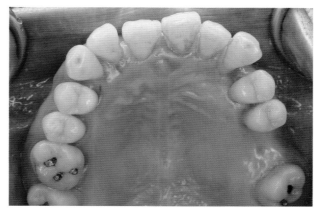

图11-7b 治疗前上颌牙咬合面。

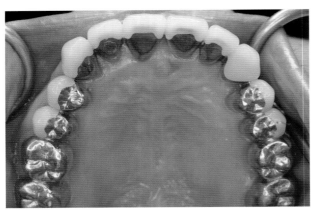

图11-7c　刚完成治疗的上颌牙咬合面。前牙、左右后牙分别连接固定。

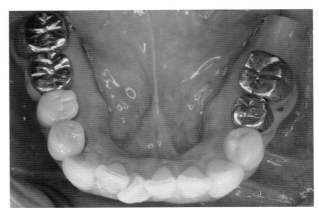

图11-7d　刚完成治疗的下颌牙咬合面。两侧后牙连接固定。

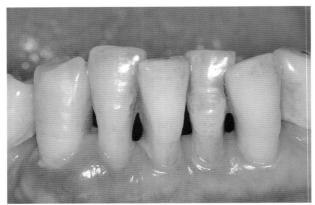

图11-7e　治疗后10年唇面。每2个月维护治疗。

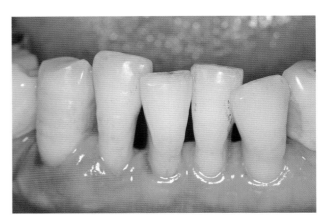

图11-7f　治疗后10年刚完成复查与维护。

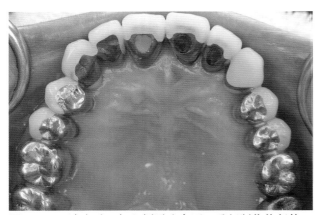

图11-7g　治疗后20年上颌牙咬合面。重新制作修复体，一部分牙齿拔除等治疗。继续维护治疗。

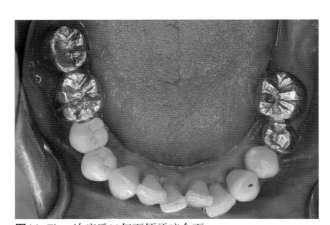

图11-7h　治疗后20年下颌牙咬合面。

② 咬合维护

咬合维护最重要的工作是夜磨牙导致咬合创伤的检查。咬牙和磨牙引起咬合创伤诱发牙齿磨耗和过敏、非菌斑性牙周组织损伤、肌肉痉挛和疼痛及颞颌关节症状等。

如果遇到磨牙症导致修复体破折、咬合面明显磨耗或咬合破坏的病例，应该使用前牙松弛型𬌗垫防止咬合创伤（**图11-8a～i**）。

在维护时咬合检查的基础就是评价：①后牙正中关系；②前牙咬合关系；③前牙诱导形成后牙咬合分离；④长期咬合稳定（支持）。

紧咬时左右两侧上下后牙应该以均等的力同时进行牙尖嵌合，然而，盘-髁复合体必须保持在关节窝内稳定的位置并与关节结节相对。

另外，在牙尖交错位紧咬时上下前牙最好无咬合接触并形成10μm左右间隙。这样对防止前牙咬合创伤也非常有效，这种恰当的相对关系叫作前牙咬合关系。具体就是在上下前牙之间放置咬合记录条（厚度约10μm）并确认可以无阻力抽出。

如果后牙咬合面磨耗，垂直距离降低，前牙咬合关系就会丧失，就会感觉前牙松动。肯氏第一类两侧游离端可摘义齿病例保持垂直距离特别重要。人工牙咬合面磨耗或黏膜面和组织面不适合容易导致垂直距离降低，上前牙向唇侧漂移（参考第3章"原则2　前牙咬合关系"）。

一旦垂直距离降低，上下前牙安氏Ⅰ类关系就会慢慢地变成安氏Ⅱ类2分类，下前牙便咬进上前牙舌侧颈缘方向，前牙诱导斜度因此变得很

大、口颌系统肌肉负担增强。为了防止这种现象发生，垂直距离检查时必须把前牙咬合关系作为重要指标。这时前牙诱导必须舒适，在偏离正中关系运动过程中后牙应该离开实现前牙诱导形成后牙咬合分离的功能。

安氏Ⅱ类1分类病例前牙为开𬌗状态，保护后牙的前牙功能缺失。因此，为了防止夜磨牙产生后牙牙尖干扰，建议夜间佩戴前牙松弛型𬌗垫（参考第4章"原则3　前牙诱导形成后牙咬合分离"）。

影响咬合长期稳定的重要因素为吞咽和咀嚼时产生的咬合力等功能压力、肌肉与牙周组织等产生的生理压力及磨牙症和口腔不良习惯产生的异常功能压力［参考第5章"原则4　长期咬合稳定（支持）"］。这些要素在维护治疗时生理压力和异常功能压力的管控非常重要。

生理压力中，牙周组织炎症、邻接面接触强弱及牙齿伸长等是影响牙齿位置稳定的重要因素，一定要认真检查。严重磨牙症、牙齿位置移动、肌肉痉挛和疼痛导致咬合不稳定病例使用前牙松弛型𬌗垫改善症状（前述）。

检查咬合创伤应该从牙尖和切缘咬合磨耗程度、牙颈部缺损（如楔状缺损）开始。如果咬合创伤长期持续，就会出现唇颊侧或舌侧牙槽骨垂直吸收，最终并发牙周炎形成牙周袋。牙周病在先，合并咬合创伤情况下，首先应从牙周病治疗开始。另一方面，如果只是咬合不健全造成了咬合创伤，那么控制咬合更重要。通过咬合调整去除牙尖干扰，多数情况下必须把牙齿连接起来（**图11-9～图11-15**）。

咬合维护

防止功能异常的方法

图11-8　咬合维护不能忽视磨牙症的影响。

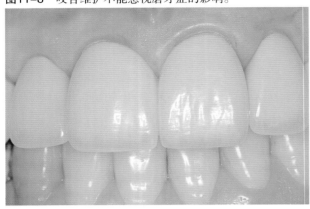

◀图11-8a　治疗后5年上颌唇面。每隔3个月复查，口腔卫生状况良好。

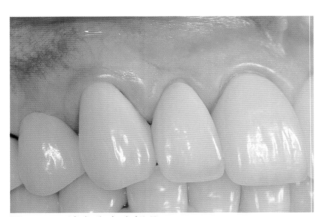

图11-8b　治疗后5年右侧观。

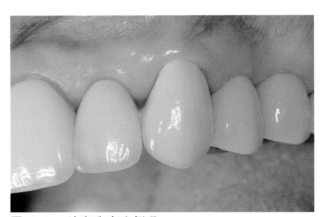

图11-8c　治疗后5年左侧观。

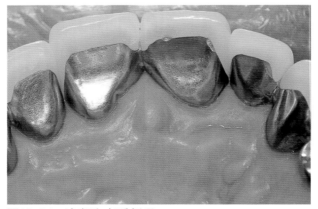

图11-8d　治疗后5年舌侧观。

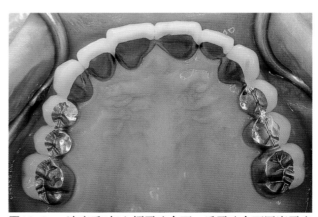

图11-8e　治疗后5年上颌牙咬合面。后牙咬合面因磨牙症开始形成明显的磨耗面。

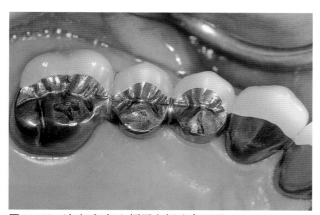

图11-8f 治疗后5年上颌牙右侧咬合面观。

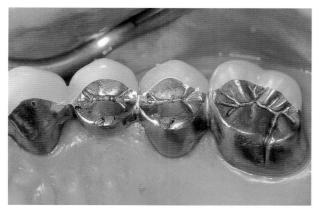

图11-8g 治疗后5年上颌牙左侧咬合面。牙尖磨耗近来变得明显，建议患者佩戴前牙松弛型𬌗垫。

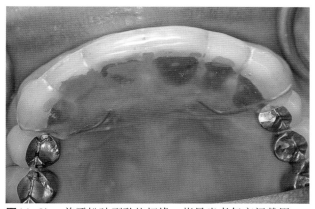

图11-8h 前牙松弛型𬌗垫切缘。指导患者仅夜间戴用。

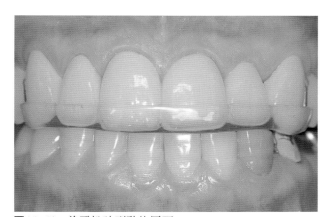

图11-8i 前牙松弛型𬌗垫唇面。

陶瓷咬合面与功能异常 1

图11-9 咬牙和磨牙严重的病例使用陶瓷咬合面很难维持咬合稳定。

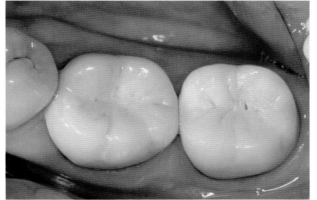

图11-9a 治疗后5年陶瓷咬合面。最后方磨牙咬合面磨耗明显。

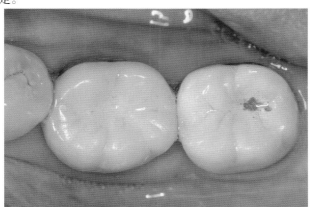

图11-9b 治疗后10年陶瓷咬合面。磨耗继续进行。

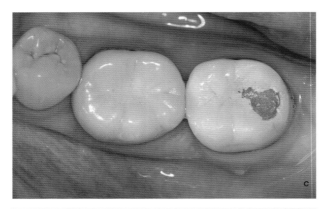

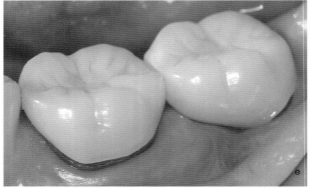

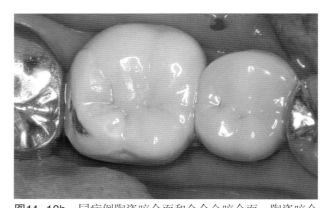

▲ 图11-9c 治疗后15年陶瓷咬合面破折。并发根尖病变。

▲ 图11-9d 根管治疗后症状无改善，拔除近中根。分根拔牙后的基牙。

◀ 图11-9e 同病例重新制作修复体，治疗后5年状态。

陶瓷咬合面与功能异常2

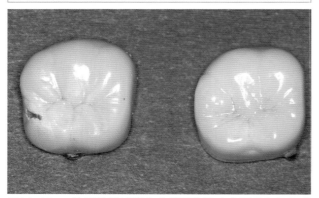

图11-10a 临时戴用过程中破折的陶瓷咬合面（左）和重新制作的修复体。

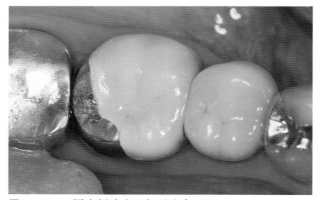

图11-10b 同病例陶瓷咬合面和金合金咬合面。陶瓷咬合面再一次破折。

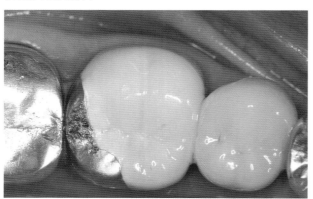

图11-10c 把破折的陶瓷部分更换为金属后10年状态。保持了咬合稳定。随着时间变化，根据金属咬合面磨耗发现本病例存在磨牙症。

图11-10d 同病例治疗20年后咬合面观。

金属咬合面与功能异常

图11-11 金属咬合面是维持咬合长期稳定的最适合材料。

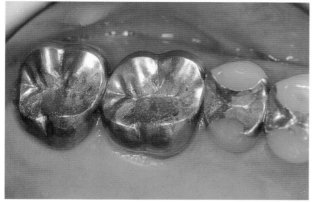

图11-11a 磨牙症比较严重病例10年后上颌牙咬合面观。

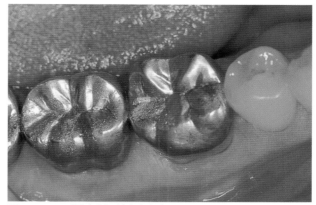

图11-11b 同病例下颌牙咬合面观。

磨牙症与功能异常

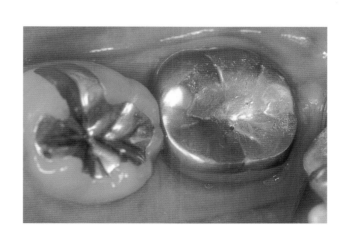

▶**图11-12** 磨牙症病例15年后金属咬合面。磨牙症导致研钵状磨耗。尽管那样，还保持了咬合稳定。

功能异常与牙咬合磨耗

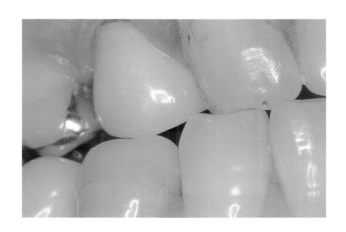

▶**图11-13** 磨牙症导致切缘磨耗。

功能异常与牙周组织

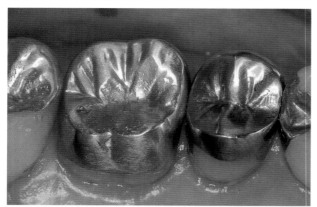

图11-14a 磨牙症导致咬合面磨耗和伴有牙槽骨垂直吸收的牙周病。

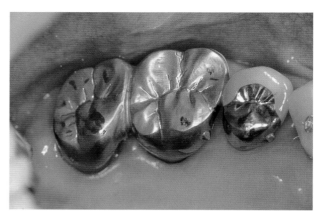

图11-14b 牙周支持减弱且无法阻止功能异常的病例。必要时通过连接实现咬合稳定。

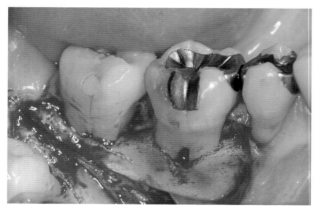

图11-14c 咬合创伤导致骨吸收和附着丧失并伴有牙周组织慢性溢脓的病例。牙周手术治疗和根分叉部位清扫。磨牙连接固定。

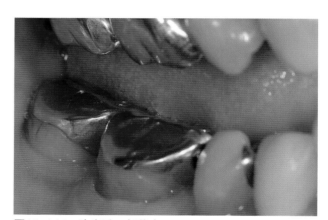

图11-14d 治疗后10年状态。

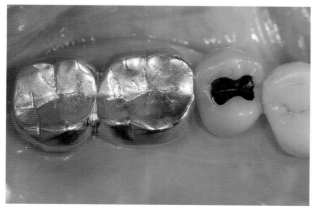

图11-14e 同病例治疗后15年上颌牙咬合面观。

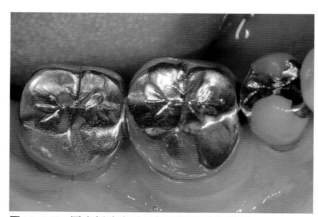

图11-14f 同病例治疗后15年下颌牙咬合面观。

咬合维护成功病例

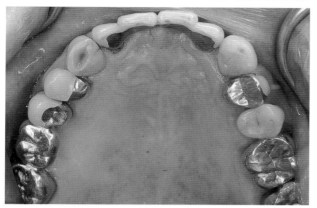

图11-15a 经过20年每隔3～6个月进行复查的85岁男性病例。上颌牙咬合面。检查磨耗，保持了咬合稳定。

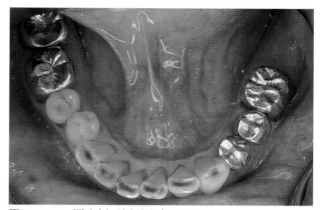

图11-15b 同病例下颌牙咬合面观。

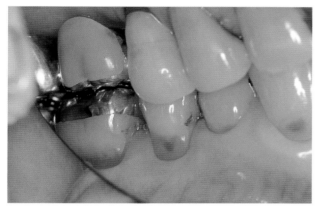

图11-15c 右侧后牙正中关系。发现牙颈部磨耗，口腔卫生良好。

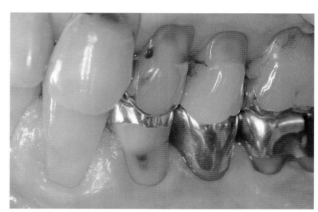

图11-15d 左侧后牙正中关系。

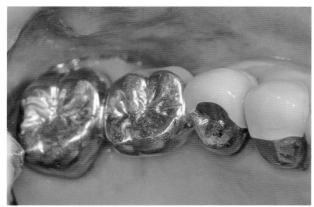

图11-15e 右侧上颌牙咬合面。金合金是维持咬合稳定最合适材料。

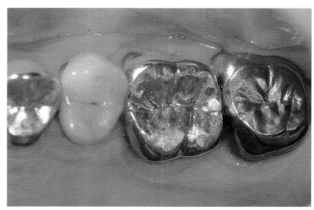

图11-15f 同病例左侧上颌牙咬合面观。

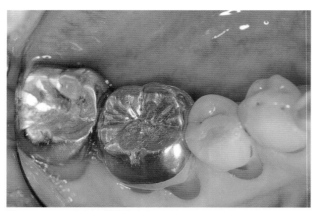

图11-15g　右侧下颌牙咬合面观。

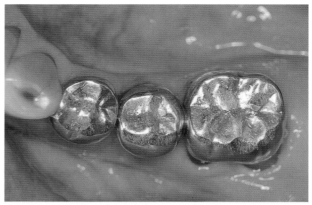

图11-15h　左侧下颌牙咬合面。金合金特有的磨耗面。

参考文献

[1] Dawson, P. E.: A classification system for occlusion, J. Prosthet. Dent. Jan. 1996.

[2] McCollum, B. B., Stuart, C. E. : A research report, South Pasadena, Calif., Scientific Press, 1955.

[3] McHorris, W. H.: Occlusion, Part 1 & 2, J. Clin. Ortho., (9) , (10) , 1979.

[4] Posselt, U. : Physiology of occlusion, F. A. Davis Co, Philadelphia, 1962.

[5] 石原寿郎，藍　稔：咬合に関する見解の種々相 1. 下顎位について，補綴誌，30，1967.

[6] McHorris, W. H.: Occlusal adjustment via selective cutting of natural teeth. Part I & 2, Intl. J. Perio. & Resto. Dent. 1985.

[7] Lucia, V. O.: Modern Gnathological Concepts, Mosby, St. Louis, 1961.

[8] Carranza, F. A. Jr.: Glickman's clinical periodontology, 5th. ed. Saunders, Philadelphia, 1979.

[9] Dawson, P. E.:Evaluation, diagnosis and treatment of occlusal problems. Mosby, St.Louis, 1989.

[10] Guichet, N. F.: Occlusion - A collection of monographes, Anaheim, California, Denar Corp, 1970.

[11] Guichet, N. F.: Procedures for occlusal treatment, Anaheim, California, Denar Corp, 1969.

[12] D'Amico, A:〝The canice Teeth - The normal functional relation of the natural teeth of man〞, J. So. Calif. Den. Assn., vol. XXIX, 1958.

[13] Pameijer, J. H. N.: Periodontal and occlusal factors in crown and bridge procedures. Dental Center for Postgraduate Course, Amsterdam, 1985.

[14] Kornfeld, M : Mouth rehabilitation, Mosby, St. Louis, 1967.

[15] Pankey, L. D.: A philosophy of the practice of dentistry, Pankey Institute Manual.

[16] Pankey, L. D., Mann, A. W. :Part Ⅱ Reconsfruction of the upper teeth using a functionally generated path technique. J Prosthet. Dent. 1960.

[17] Schuyler, C. H.: Freedom in Centric, Dent. clin. North. Am, 1969.

[18] Schwartz, L., Chayes, C. M.; Chap. XVI, Facial pain and mandibular dysfunction, Saunders, Philadelphia, 1968.

[19] Stalland, H ., Stuart, C. E. :What kind of occlusion shoud necusped teeth be given? Dent. Clin. North Am. 1963.

[20] Stuart, C. E. :Goog occlusion for natural teeth. J. Prosthel. Dent. 1964.

[21] 覚道幸男：歯と口腔の臨床生理，永末書店，京都，1966.

[22] Glickman, I.: Clinical periodontology. 4th. ed. Saunders, Philadelphia, 1972.

[23] Prichard, J. F.: Advanced periodontal disease. 2nd. ed., Saunders, Philadelphia, 1972.

[24] Rateitschak KH, et al. : Color atlas of dental medicine, Periodontology Thieme, 1989.

[25] Roth, R. H.: Functional occlusion for the orthodontists. Part 1, 2, 3 & 4, J. Clin. Ortho., 1981.

[26] 河村洋二郎：歯科医のための臨床口腔生理学Ⅰ，補綴，矯正編，医歯薬出版，東京，1959.

[27] 河村洋二郎：新編口腔生理学，上巻，永末書店，京都，1956.

[28] 河村洋二郎：新編口腔生理学，下巻，永末書店，京都，1957.

[29] American Academy of Periodontology : Periodontal Literature Reviews - A summary of current knowledge, Chicago, 1996.

[30] Ramfjord, S. P. , Ash, M. M. Jr.: Occulusion. Saunders. Philadelphia, 1966.

[31] 河村洋二郎，石原寿郎：臨床家のためのオクルージョン，医歯薬出版，東京，1972.

[32] 豊永美津糸，田中良種編：Dental Mook. 現代の歯科臨床 7 . 咬合論の実践，医歯薬出版，東京，1984.

[33] 三谷春保、山下　敦、上野　浩：続最新歯科補綴アトラス，医歯薬出版，東京，1978.

[34] Landeen, H.C.: Occlusal morphologic considerahons.Dent. Clin. North Am. 1973.

[35] Pound, E.: "The mandibular movements of speech and their seven related values", J. So. Calif. Den. Assn. Vol. XXXIV, Sept., 1966.

[36] Wheeler, P. C.: A textbook of dental anatomy and physiology, Saunders Co., philadelphia & London, 1950.

[37] McNeill, C.: current controversies in temporomandibular disorders, Quintessence Publ. Co., Chicago, 1991.

[38] 石幡伸雄：顎関節症はなおせます—歯学への新しい視点—，クインテッセンス出版，東京，2003.

[39] Kois, J. C., Phillips, K. M.: Occlusal vertical dimension, Compendium, Dec. 1997.

[40] The American Academy of Periodontology : Position paper. Supportive periodontal therapy. (SPT) ., J. Periodontal. April, 1998.

图文编辑

刘 菲 杨 洋 肖 艳 白雅君 姜德颖 梁名吉 王福金 关玉峰 张存悌 王曙光 王 力 曹 勇

张 丹 李喜国 郭 铭 葛 岩 何 森 陈 伟 王 良 张立坤 李维雨 陈秀琴 吕子超 刘 娜

This is translation of Japanese edition 増補改訂版 日常臨床のためのオクルージョン（Occlusion in Daily Practice），by 岩田 健男，first published by クインテッセンス出版株式会社（Quintessence Publishing Co., Ltd）in Japan in 2008.
© 2008 クインテッセンス出版株式会社

© 2020，辽宁科学技术出版社。
著作权合同登记号：06-2019第25号。

图书在版编目（CIP）数据

日常临床实用咬合技术 /（日）岩田健男著；汤学华主译.—沈阳：辽宁科学技术出版社，2020.5（2021.3重印）
ISBN 978-7-5591-1470-9

Ⅰ.①日… Ⅱ.①岩… ②汤… Ⅲ.①种植牙—口腔外科学②口腔正畸学 Ⅳ.①R782.12②R783.5

中国版本图书馆CIP数据核字（2020）第001788号

出版发行：辽宁科学技术出版社
　　　　　（地址：沈阳市和平区十一纬路25号　邮编：110003）
印 刷 者：上海利丰雅高印刷有限公司
经 销 者：各地新华书店
幅面尺寸：210mm×285mm
印　　张：12
插　　页：5
字　　数：250千字
出版时间：2020年5月第1版
印刷时间：2021年3月第2次印刷
责任编辑：苏 阳 陈 刚 殷 欣
封面设计：袁 舒
版式设计：袁 舒
责任校对：李 霞

书　　号：ISBN 978-7-5591-1470-9
定　　价：198.00元

投稿热线：024-23280336
邮购热线：024-23280336
E-mail:cyclonechen@126.com
http://www.lnkj.com.cn